Farb- und Typberatung

Eva-Maria Kuß/Shelley und Peter Sedlmaier

Der Herbst

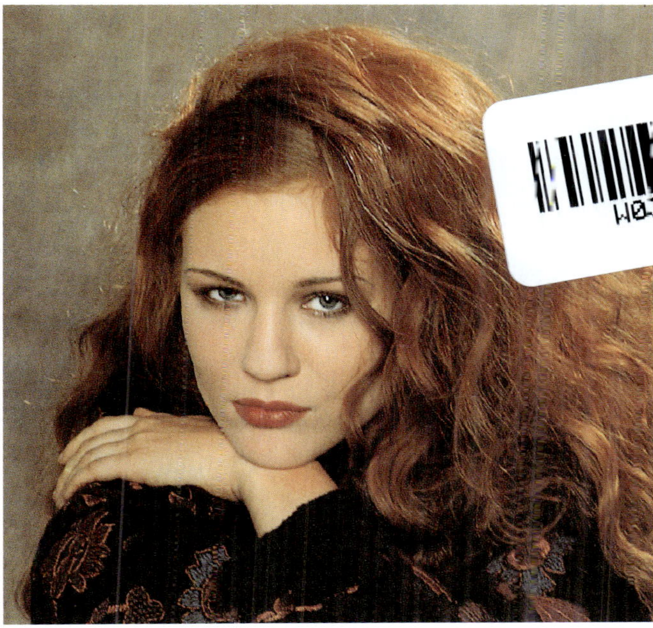

Immer gut aussehen mit den richtigen Farben.
Ihr ganz persönlicher Ratgeber für typgerechte Kleidung, Make-up, Frisur und Accessoires.

SÜDWEST

Inhalt

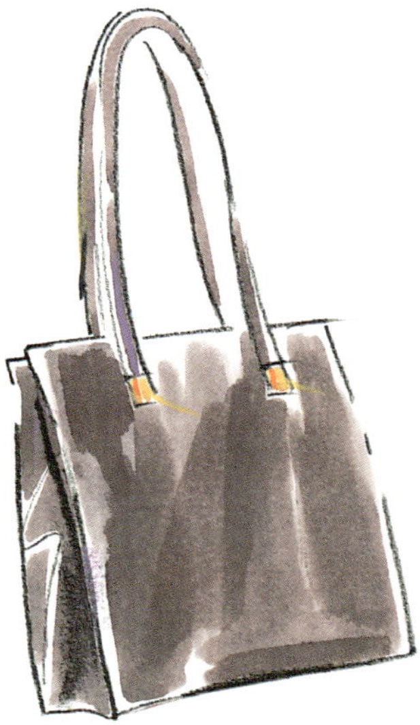

Vorwort 5

Die typische Herbstfrau 6

Der äußere Eindruck entscheidet 6

Herbstfrauen – sinnlich, warm und erdverbunden 8

So hilft Ihnen der Farbenpass 10

Tips für Einsteiger und Fortgeschrittene 10

Was Farben für Sie tun können 14

Das sind Ihre besten Farben 16

Lieblingsfarben dürfen sein 16

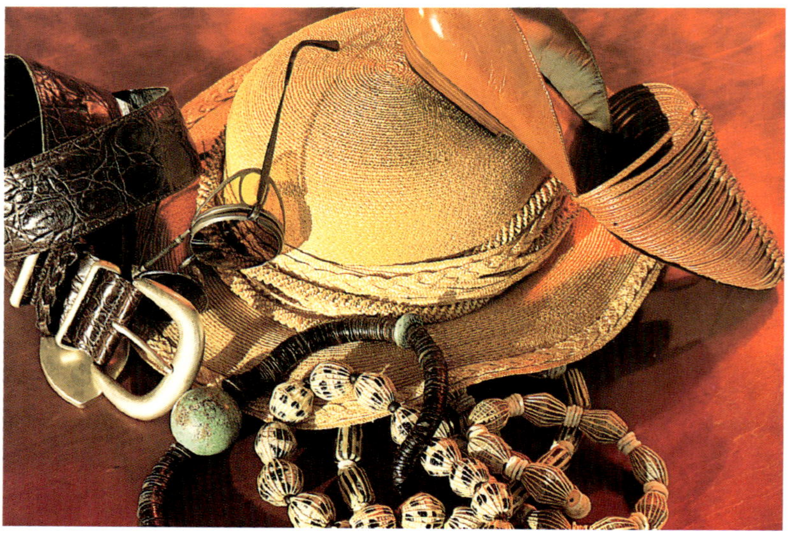

Für Herbstfrauen sind warme, satte und erdige Farben besonders gut geeignet.

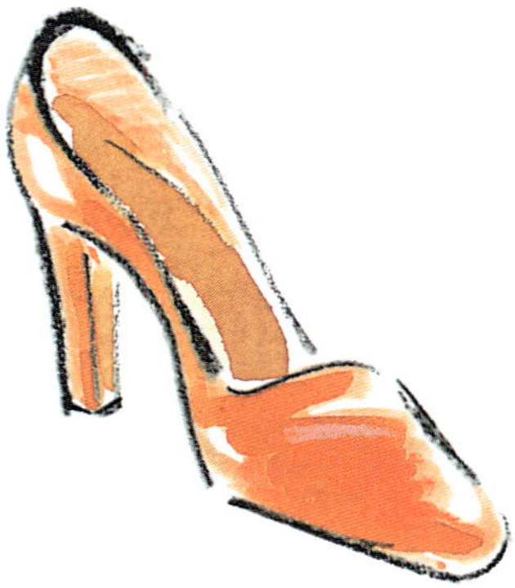

Entdecken Sie Ihren persönlichen Stil 22

Hinter dem Stil steht Ihre Persönlichkeit 22

Welche Stilrichtung verkörpern Sie? 23

Die Stilrichtungen im Überblick 28

Figur und Garderobe 40

So rücken Sie Ihre Figur ins rechte Licht 40

Die perfekte Garderobe 43

Ihr Kleiderschrank – (k)ein Buch mit sieben Siegeln 43

Bausteine für eine optimale Garderobe 47

Von Kopf bis Kragen 48

Die unterschiedlichen Gesichtsformen 48

Make-up bis Schmuck 52

Das sind Ihre Make-up-Farben 52

Im Blickpunkt – schönes Haar 57

Durchblick beim Brillenkauf 59

Schmuck – etwas Persönliches 59

Serviceteil 60

Autoren, Bildnachweis, Impressum 63

Register 64

Ob es um Kleidung, Schuhe, Schmuck, Accessoires oder Make-up geht – wählen Sie das Richtige für Ihren Typ!

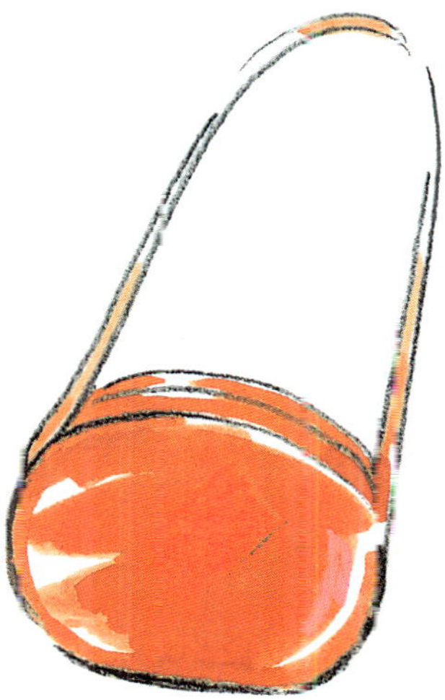

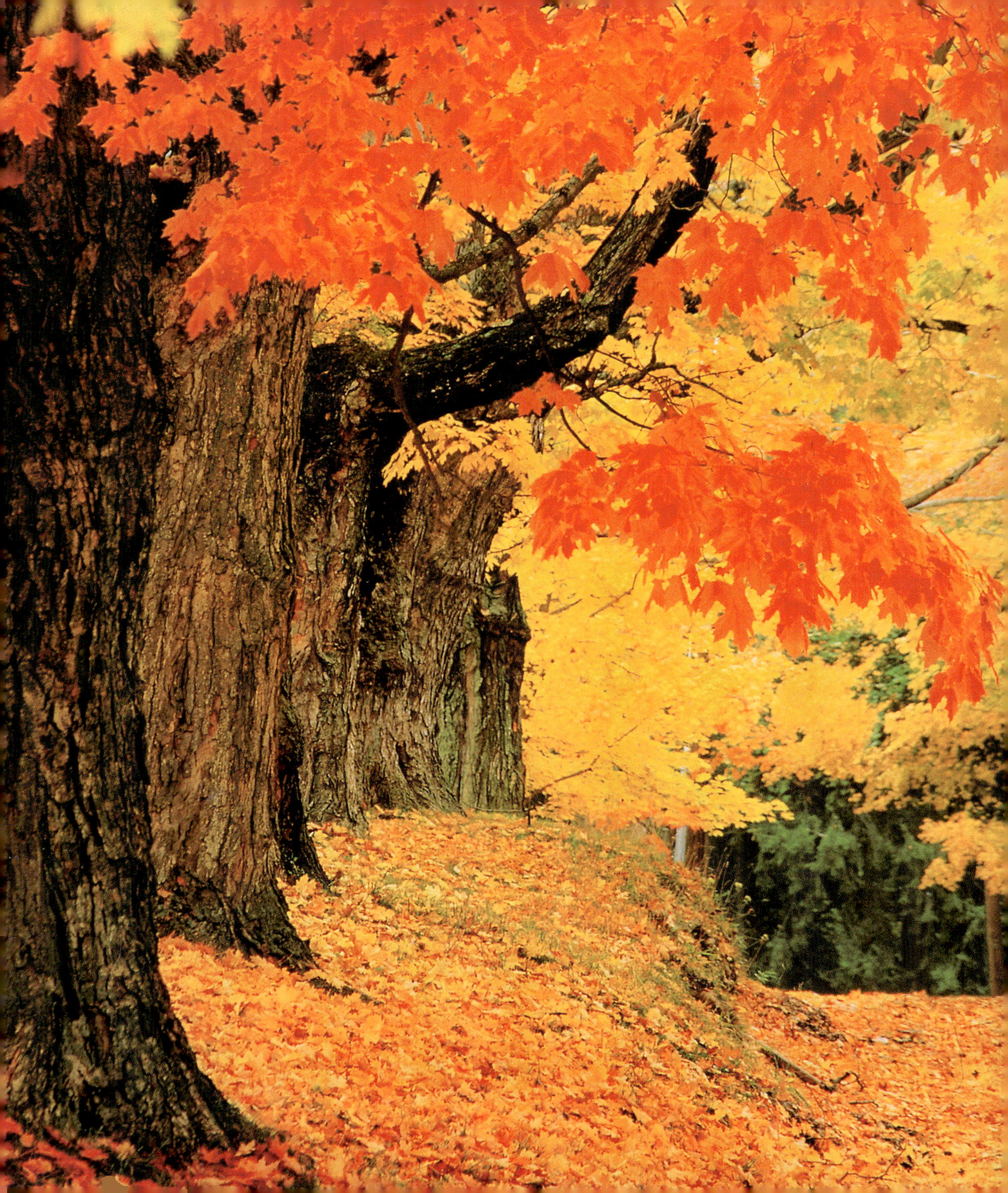

Vorwort

Liebe Leserin,

vielleicht waren Sie bei einer Farbberaterin, vielleicht haben Sie es selbst herausgefunden: Sie sind eine Herbstfrau und sehen in warmen, erdigen und kräftigen Farben am schönsten aus.
Doch wie geht es jetzt weiter? Sollen Sie sich den neuen Mantel in Petrol oder lieber Moosgrün kaufen? Was ziehen Sie an, wenn Sie sich um eine Arbeitsstelle bewerben, einen wichtigen Vortrag halten, ein Produkt erfolgreich verkaufen oder einfach im Freundeskreis gut ankommen wollen?
Hier setzt unser individueller Farb- und Typratgeber an. Mit Farbkarten werden sämtliche Herbstfarben ganz genau erklärt. Sie bekommen Tips, wie Sie Ihre besten Farben gezielt einsetzen. Außerdem erfahren Sie, welche Stilrichtungen, Schnitte, Stoffe, Make-ups, Frisuren und Accessoires Ihre Persönlichkeit wirklich optimal zur Geltung bringen. Anhand eines Fragebogens finden Sie zu Ihrer individuellen Stilrichtung. Checklisten helfen Ihnen herauszufinden, welche Kleidung Sie brauchen – egal, ob Sie berufstätig oder Hausfrau und Mutter sind. Damit sparen Sie Zeit, Frust und Geld – und sehen jeden Tag ohne großen Aufwand einfach toll aus.

Viel Spaß mit Ihrem ganz persönlichen Imageberater wünschen Ihnen

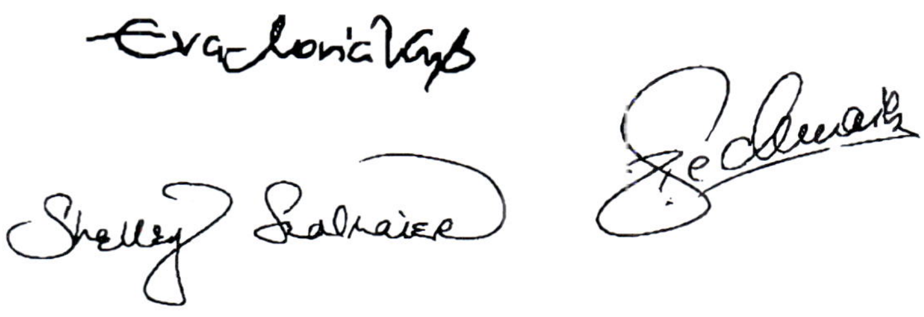

DIE TYPISCHE HERBSTFRAU

Haben Sie sich schon einmal Gedanken gemacht, welche Rolle unser Aussehen spielt? Stellen Sie sich vor, Sie betreten eine schicke Boutique. Eine Verkäuferin kommt auf Sie zu: ungeschminkt, mit formlosem Pulli, einer altmodischen Frisur ... Bevor diese Frau ein einziges Wort sagen konnte, haben Sie in Sekundenschnelle – bewusst oder unbewusst – ein negatives Urteil über sie gefällt.

Hätten Sie das gedacht? Unser Eindruck von einem Menschen wird zu mehr als 75 Prozent von seinem Äußeren geprägt! Doch nicht nur auf andere wirkt Ihre Erscheinung: Auch Sie selbst werden sich in typgerechter Kleidung viel wohler fühlen – und deshalb auch selbstsicherer auftreten.

Der äußere Eindruck entscheidet

Möglicherweise ist diese Person äußerst fachkundig. Nur wird sie in einem Gespräch von wenigen Minuten kaum eine zweite Chance bekommen. Dagegen trauen wir einer Verkäuferin mit einem gepflegten Äußeren sofort die Fähigkeit zu, uns kompetent zu beraten.
Sie sehen: Kaum jemand kann es sich leisten, unvorteilhaft auszusehen. Unsere Erscheinung kann Türen öffnen oder schließen. Nur wenn wir durch ein angenehmes Äußeres erste Pluspunkte gesammelt haben, werden andere Menschen Lust bekommen, uns näher kennen zu lernen. Nicht umsonst heißt es: »Kleider machen Leute.«

Wie wirken Sie auf andere?

Es spielt keine Rolle, ob Sie 20 oder 50 Jahre alt sind, Größe 36 oder 46 tragen: Jede Frau kann lernen, sich ins beste Licht zu rücken. Bitte überlegen Sie mit Hilfe des folgenden Fragebogens, welches Bild Sie Ihren Mitmenschen vermitteln – und ob Sie damit zufrieden sind.

Wie wirke ich?

	Ja	Nein
Sind Sie mit Ihrer Frisur (Farbe, Schnitt) irgendwie unzufrieden?		
Kommt für Sie grundsätzlich eine neue Frisur infrage?		
Schminken Sie sich selten bis gar nicht?		
Schminken Sie sich, und haben Sie trotzdem das Gefühl, dass Sie Ihren Typ nicht optimal betonen?		
Finden Sie Ihre Kleidung ordentlich, aber etwas eintönig?		
Tragen Sie immer wieder mal ein Kleidungsstück, in dem Sie sich nicht so richtig wohl fühlen?		
Ist die Kleidung, in der Sie sich am wohlsten fühlen, eher unvorteilhaft?		
Kennen Sie zwar Ihre kleinen Schönheitsfehler, wissen aber nicht recht, wie Sie sie kaschieren können?		
Kennen Sie Ihre Vorzüge, wissen aber nicht recht, wie Sie sie betonen können?		
Sind Sie unsicher im Umgang mit Accessoires?		
Werden Sie öfters älter geschätzt, als Sie sind?		
Werden Sie öfters sehr viel jünger geschätzt, als Sie sind?		
Haben Sie mitunter das Gefühl, dass man Sie nicht ganz ernst nimmt?		
Werden Sie immer wieder für streng gehalten, obwohl Sie es gar nicht sind?		
Würden Sie gern mehr Kompetenz und Sicherheit ausstrahlen?		

Wer sind Sie? Wie sehen Sie sich selbst? Und wie die anderen? Nur wer sich selbst richtig einschätzen kann, ist auch in der Lage, sein Erscheinungsbild mit seinem Wesen in Einklang zu bringen.

Welche Fragen haben Sie mit Ja beantwortet? Genau dies sind die Bereiche, wo Sie an sich arbeiten oder einfach mehr wissen möchten! Vielleicht wundern Sie sich bei einigen Punkten und fragen sich, was das denn mit dem Äußeren zu tun hat. Nun, eine ganze Menge! Es handelt sich dabei um Signale, die wir durch das äußere Erscheinungsbild vermitteln und die uns manchmal gar nicht bewusst sind.

Auch wenn sich Ihre Haar-, Haut- und Augenfarbe im Lauf des Lebens verändern – der Unterton und damit der Farbtyp bleiben ein Leben lang gleich.

Herbstfrauen – sinnlich, warm und erdverbunden

Herzlichen Glückwunsch! Die Herbstfarben stehen Ihnen am besten. Sie sind im sogenannten warmen Farbbereich zu Hause, das heißt, Ihre Farben haben einen goldenen Unterton. Typisch für Sie sind satte, volle, erdige, eher mittlere bis dunkle Töne.

Stellen Sie sich vor, Sie spazieren an einem sonnigen Oktobernachmittag durch einen Herbstwald. Welch ein Feuerwerk der Farben! Das bunte Laub leuchtet in allen Nuancen von Goldgelb über Rot bis hin zu gedeckten Grün- und Brauntönen. Denken Sie an Kürbisse, an sattgelbe oder rotbraune Sonnenblumen, an Gewürze wie Senf, Muskat, Curry ...

Diese goldenen Herbstfarben der Natur harmonieren perfekt mit Ihrer natürlichen Haut-, Augen- und Haarfarbe.

Wie alle Farbtypen können Herbstfrauen ganz unterschiedlich aussehen. Doch nur die warmen, erdigen Farben bringen ihre Schönheit zum Strahlen.

Ihre Haut schimmert oft golden

Viele Herbstfrauen haben einen wunderbaren goldbeigen Teint, der in der Sonne bronzefarben bräunt. Ebenso häufig ist ein pfirsichfarbener Teint oder auch eine durchscheinend milchweiße bis elfenbeinfarbene Haut, die kaum bräunt und sehr sonnenempfindlich ist. Viele Herbstfrauen haben blasse Wangen und finden sich ungeschminkt etwas fade, vor allem dann, wenn auch Brauen und Wimpern hell sind. Wahrscheinlich neigen Sie auch zu Sommersprossen.

Ihre Augen sind ausdrucksvoll

Betrachten Sie einmal Ihre Iris aus der Nähe: Ist sie mit Strahlen und Pünktchen durchzogen? Die Augen vieler Herbstfrauen faszinieren mit einem irisierenden Farbenspiel aus Braun, Grün, warmem Grau und Gold. Am häufigsten sind Brauntöne in allen Schattierungen. Auch Bernsteinfarben, ein intensives warmes Grün (»Katzenaugen«) und kräftig strahlendes helles Türkis kommen vor. Blaue Augen sind selten: sanftes, weiches Blau, Stahlblau oder Petrol.

Ihre Augen spiegeln wirklich die Seele, denn die Farbe kann je nach Ihrer Stimmung changieren!

Rote Haare sind typisch

Bei den Haarfarben gibt es zwei Gruppen: Neben dem deutlichen Rot- oder Goldschimmer kommen auch matte Farben vor, die leicht aschig wirken. Typisch sind Goldbraun, Rotbraun, Dunkelbraun und Honigblond. Schwarzbraunes bis schwarzes Haar ist sehr selten.

Ein Pluspunkt: Herbsttypen ergrauen im Regelfall erst über 40.

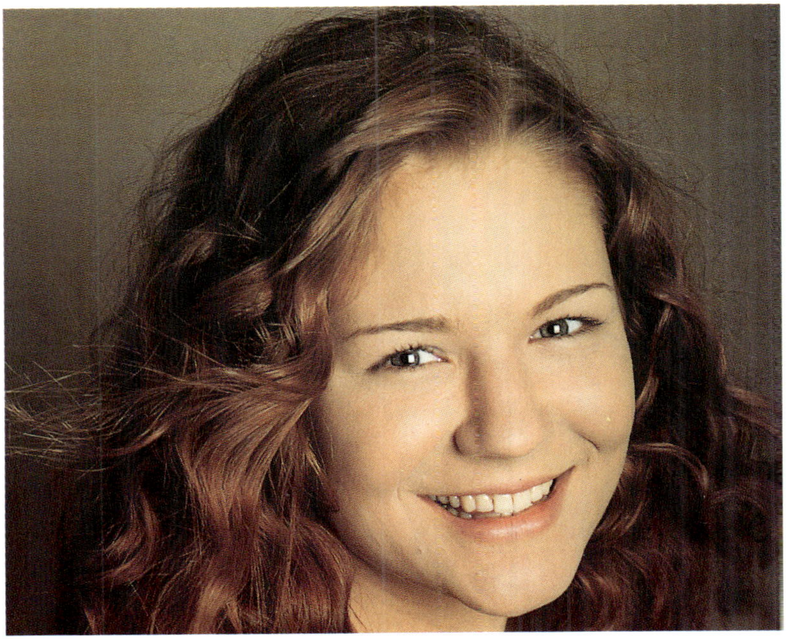

Auch ungeschminkt ist die Herbstfrau sehr ausdrucksvoll. Wie bei allen Jahreszeitentypen haben wir ein breites Spektrum an Varianten – auch innerhalb der Herbstpalette gibt es für jede Frau ganz individuell ihre besten Farben.

So hilft Ihnen der Farbenpass

Der Farbenfächer, den Sie bei der Farbberatung erhalten, soll Sie als Wegweiser beim Einkaufen begleiten. Manche Frauen fürchten allerdings, sie wären jetzt in ihrer Auswahl eingeschränkt. Dabei ist das Gegenteil der Fall. Sie werden nämlich feststellen, dass Sie auf einmal viel mehr Farben für sich finden und sich freier fühlen!
Teure Fehlkäufe gehören der Vergangenheit an. Ohne langes Herumsuchen erkennen Sie mit Ihrem Farbenpass sofort, was Ihnen steht. Sie haben lange Freude an Ihren Käufen, da ja Ihr Farbtyp lebenslang der gleiche bleibt.

Wenn Sie Ihren Farbenpass immer griffbereit in der Handtasche haben, sind Sie jederzeit für Schnäppchen gerüstet. Und je häufiger Sie Ihren Farbenpass benutzen, desto sicherer werden Sie bei der Wahl der für Sie optimalen Farben.

Tips für Einsteiger und Fortgeschrittene

Ihr Farbenpass enthält ein Sortiment an Tönen, die sorgfältig aus Hunderten (!) von möglichen Herbstfarben ausgewählt wurden. Egal, von welchem Institut Sie Ihren Pass haben, ob er Stoffmuster oder neutrale Papierdrucke enthält: Hier finden Sie handfeste Ratschläge für den Umgang mit den Farben, die wirklich zu Ihnen passen.

Der beste Einstieg in Ihre Palette

Vielleicht sind Ihnen die Herbstfarben noch ungewohnt? Nehmen Sie sich Zeit, die Palette in aller Ruhe kennen zu lernen. Kaufen Sie erst einmal die typischen Herbstfarben. Das sind vor allem die Nuancen von Braun, Grün, Gold, Maisgelb und Rostrot. Für diese Töne bekommen Sie schnell ein sicheres Auge.

Von oben nach unten vorgehen

Konzentrieren Sie sich auf den Bereich in Gesichtsnähe. Make-up, Haare, Brille, Schmuck, Halstuch und Oberteil sind immer im Blickfeld. Hier ist die Verschönerung am augenfälligsten – für Ihre Mitmenschen und Sie selbst! Dieser Tip gilt genauso, wenn Sie Ihre Garderobe Schritt für Schritt umrüsten wollen.

Sie haben auch gedeckte Töne in Ihrer Palette: Seien Sie hier besonders kritisch, und schauen Sie in Ihren Farbenpass.

Tips für Farben, die nicht im Pass sind

Fächern Sie Ihren gesamten Farbenpass auf dem Stoff auf. Nun schauen Sie, ob die Farbe des Stoffes harmonisch in Ihre Farben hineinfließen kann – oder ob sie heraussticht und sich eindeutig mit den anderen Herbstfarben »beißt«.

Ihre drei typischen Herbsteigenschaften

- Ist die Farbe warm, das heißt gelb- bis goldstichig? Wenn sie kühl (blaustichig) erscheint, ist sie nichts für Sie.
- Ist sie eher mittel bis dunkel? Helle Pastellfarben sind nicht typisch für Sie. Den meisten Herbstfrauen sind diese Töne zu fade. Es gibt aber Ausnahmen, deshalb unser Rat: Halten Sie sich an die Vorgaben Ihres Passes.
- Wirkt die Farbe satt und tief? Denken Sie an den schweren, erdhaften Charakter Ihrer Farben. Alles zu Leichte, Süßliche, Eisklare oder Grelle können Sie getrost beiseite legen.

Achten Sie besonders auf alle Farben im Gesichtsbereich; wählen Sie warme erdige Töne, und betrachten Sie die Farben immer auch bei unterschiedlichen Lichtverhältnissen. Scheuen Sie sich nicht, auch solche Farben zu nehmen, die nicht haargenau in Ihrem Farbenpass sind – sie müssen allerdings mit Ihren Farben harmonieren.

Möglichst bei Tageslicht prüfen

Jede Verkäuferin sollte für Ihren Wunsch Verständnis haben, das Kleidungsstück am Fenster oder Eingang zu begutachten, vor allem wenn es um echte Anschaffungen geht. Seien Sie besonders achtsam bei Ihren Blautönen (also Petrol und Türkis), allen Pastellfarben und ganz dunklen Rottönen.

Muster: Wählen Sie mit Bedacht

Gemusterte Stoffe sind ideal für IhrenTyp! Je nach individuellem Stil sehen Herbstfrauen toll aus in Ethno- und Folkloredesigns, Trachtenstoffen, üppigen Brokaten und seidenen Saristoffen aus Indien. Es ist nicht schlimm, wenn der ein oder andere Ton enthalten ist, der nicht zu Ihrer Palette gehört. Prüfen Sie kritisch, ob das Muster in seiner Gesamtwirkung stimmt und die vorherrschenden Farben auch wirklich herbsttypisch sind.

Investieren Sie lieber nicht viel Geld in untypische Farben, und verwenden Sie diese vor allem nicht für große Flächen.

Der Stoff beeinflusst die Farbe

Stellen Sie sich einen flauschigen Angorapulli in Rot vor – und dann eine rote Lacklederjacke. Merken Sie den Unterschied?
Als Herbsttyp brauchen Sie warme Farben. Vorsicht also bei Stoffen, die von Haus aus kühler wirken: Besonders kritisch sind vor allem Materialien mit glatter, hochglänzender Oberfläche. Was dagegen »warm« und etwas gewichtig wirkt, entspricht Ihrem Typ am besten. Deutlich strukturierte Naturstoffe kommen Ihrem Typ entgegen, vor allem alles Handgestrickte, Handgewebte. Denken Sie an dicke oder noppige Wolle (Bouclé), Grobstrick, Leinen, Hanf …
Auch matte Glatt- und vor allem Veloursleder, schwere Doupion- oder Jacquardseiden, Baumwolle, Kord, Tweed oder Loden sind ideal.
Wenn Sie ein untypisches »kühles« Material kaufen, dann sollten Sie mit einer typischen Herbstfarbe die nötige Wärme ins Spiel bringen. Wenn Sie also abends in hauchzartem Chiffon glänzen möchten – dann in einer dunklen Farbe wie Moosgrün. So ist es perfekt!

Wie viele Kleidungsstücke hängen in Ihrem Schrank, die Sie selten oder nie angezogen haben? Schätzen Sie einmal die Kosten dafür. Fehlkäufe, die jahrelang den Platz im Schrank wegnehmen, bevor sie endlich im Altkleidersack landen, kann sich kaum jemand leisten.

»Schönes« auch mal liegen lassen können

Hier steckt noch das Kind in uns allen: Im Grunde unserer Seele wollen wir alles haben, was uns gefällt. Seien Sie vernünftig, und sparen Sie Ihr Geld, bis Sie etwas finden, das Ihnen wirklich gefällt und optimal zu Ihnen passt. Und auch hier gilt: Qualität geht vor Quantität!

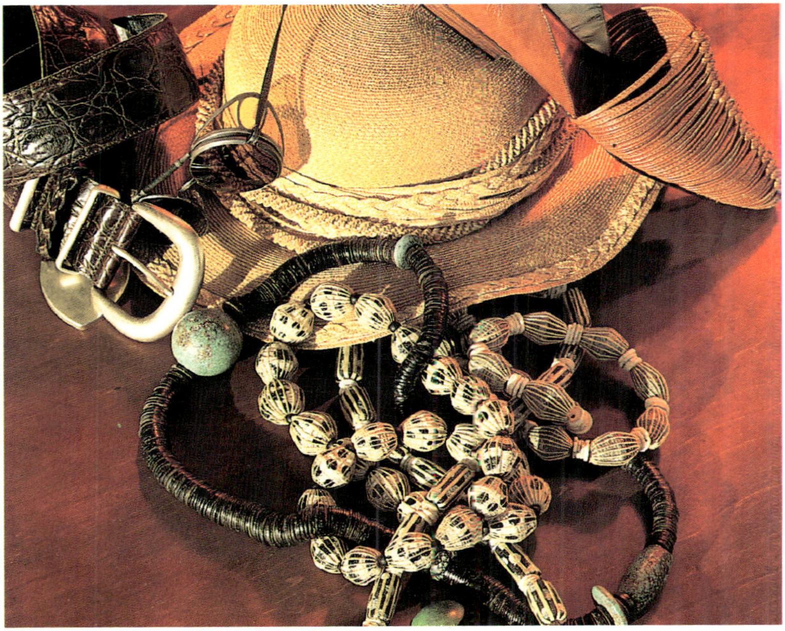

Mit solchen Accessoires können Sie Ihren Typ vorteilhaft unterstreichen.

Bleiben Sie sich treu

Sie wissen, in welchen Farben Sie am besten aussehen. Selbst wenn die Verkäuferin argumentiert, »das trägt man jetzt«, und Ihr Partner Sie am schönsten in seinen Lieblingsfarben findet: Lassen Sie sich nichts aufschwatzen, was Sie später bereuen. Wenn Sie unsicher sind, ziehen Sie sich in die Kabine zurück und betrachten sich in aller Ruhe im Spiegel. Ziehen Sie die Farbkarte zurate. Sind Sie unentschlossen, dann lassen Sie das Teil einfach für ein paar Stunden zurücklegen. Mit etwas Abstand sieht man häufig klarer.

Ein Wort zu Modefarben

Jede Mode mitzumachen ist ein teures und oft unbefriedigendes Unternehmen. Wenn die aktuellen Farben nicht in Ihre Palette passen, sollten Sie versuchen, ähnliche Farben aus Ihrer Farbskala zu finden.

Gut ist es, wenn Sie Begleiter mitnehmen, die sich mit ihren eigenen Vorlieben zurückhalten, einen guten Geschmack und ein sicheres Farbempfinden haben und die Sie und Ihren Lebensstil kennen. Eine Verkäuferin, die beispielsweise ein Herbsttyp ist oder Ihre Farben zumindest liebt, ist die beste Beraterin für Sie.

Achten Sie auf Ihr Image

Typgerechte Kleidung ist die beste Voraussetzung für den Besuch beim Friseur oder beim Optiker. Denn dann können Frisur und Brille optimal zu Ihrer Gesamterscheinung ausgewählt werden.

Erinnern Sie sich noch daran, wie wichtig der erste Eindruck ist? Das gilt natürlich auch dann, wenn Sie zum Einkaufsbummel gehen. Die Verkäuferin kann Sie leichter einschätzen und folglich besser beraten.

Wann Sie am besten kaufen

Greifen Sie zu, wenn Ihre Farben verstärkt angeboten werden – meist haben Sie im Herbst die größte Auswahl. Denken Sie auch daran, dass möglicherweise für den Rest des Jahres kühlere Farben den Ton angeben, die nicht Ihrer Palette entsprechen.

Entdecken Sie neue Einkaufsquellen

Freuen Sie sich, wenn Sie ein Geschäft finden, das Ihre Farben verstärkt anbietet. Hier können Sie öfters einmal vorbeischauen. Vielleicht ist auch die Inhaberin ein Herbsttyp. Dann sollten Sie in diesem Geschäft Stammkundin werden!

Was Farben für Sie tun können

Nutzen Sie die psychologische Wirkung der Farben, und setzen Sie sie zu Ihrem Vorteil ein!

Betrachten Sie noch einmal unseren Fragebogen von Seite 7. Vielleicht haben Sie folgende Erfahrungen gemacht:

- Sie wirken etwas zu lässig oder sogar nachlässig.
- Sie werden für planlos bis chaotisch gehalten.
- Sie können keine Zielstrebigkeit vermitteln.

Dies sind Probleme, mit denen Herbstfrauen stärker als andere Farbtypen zu kämpfen haben. Zum Trost: Frühlings-, Sommer- und Winterfrauen haben andere »typische« Sorgen, die Ihnen fremd sind!
Die typische Herbstfrau an sich gibt es kaum. Kein anderer Jahreszeitentyp ist so vielfältig wie der Ihre. Manche Herbstfrauen sind gesellig und begeisterungsfähig, andere ruhig und zurückhaltend. Die ei-

nen sind die geborenen Optimisten – andere schwanken zwischen himmelhoch jauchzend und tief betrübt. Unabhängige Individualisten sind genauso vertreten wie 100-prozentige Familienmenschen … Ein Charakterzug jedoch scheint alle Herbstfrauen zu verbinden: ein Hauch von charmanter Unberechenbarkeit. Sie haben eben Ihr ganz eigenes System, mit dem Sie wunderbar klarkommen. Überhaupt: Alltagsroutine langweilt Sie nur. Sie lieben kreative Lösungen, gern mit einer Prise Humor! Auch Ihr Äußeres spiegelt die Liebe zum Unkonventionellen – sei es ein selbst gestrickter Pulli, ein handbemaltes Seidentuch oder kunsthandwerklicher Schmuck.
Deswegen traut man Ihnen auf den ersten Blick kaum vorbildliche Ordnung und Disziplin zu, auch wenn das völlig ungerechtfertigt ist.

Unterstreichen Sie durch ein passendes Parfüm das Sinnliche und Individuelle Ihrer Erscheinung.

So wirken Sie zielstrebig und kompetent

Bitte versuchen Sie nicht, irgendeiner Norm oder einem bestimmten Typ zu entsprechen. Hier einige Tips, wie Sie sich für das Geschäftsleben rüsten können, ohne Ihre Persönlichkeit aufzugeben.

Neutrale, dezente Farben wirken seriöser als kräftige Töne. Wenn Sie also in einer Bank arbeiten, ziehen Sie statt eines sonnengelben Kostüms lieber ein olivgrünes an. Weitere Neutralfarben Ihrer Palette finden Sie auf Seite 34.

Gute Passform ist ganz wichtig

Achten Sie auf gut sitzende Kleidung. In klassisch geschnittenen Stücken wirken Sie ordentlich, vertrauenswürdig und beherrscht (siehe hierzu auch Seite 33). Allzu legere Oberteile können Sie, wenn es Ihre Figur erlaubt, mit einem Gürtel in Form bringen. Auch perfekt abgestimmte, je nach Beruf nicht zu ausgefallene Accessoires lassen Ihre Erscheinung wohl überlegt wirken.

Setzen Sie auf Kontraste

Wollen Sie natürliche Autorität ausstrahlen? Es gibt zwei Möglichkeiten: den Hell-Dunkel-Kontrast und den Farbkontrast. Tragen Sie also zum dunkelbraunen Hosenanzug ein hellbeiges Oberteil: Diese Ton-in-Ton-Kombination wirkt noch relativ sanft. Eine stärkere Aussage erzielen Sie, wenn Sie verschiedene Farben nebeneinander einsetzen, also zum petrolblauen Pulli ein rostrotes Tuch.

Das sind Ihre besten Farben

Für jede Jahreszeit gibt es eine breite Farbpalette. Und jeder Farbtyp wiederum verfügt über ein breites Spektrum an Farben, die individuell eingesetzt werden können – je nach Haut-, Haar- und Augenfarbe, Wesen und Anlass. Es macht Spaß, mit Farben zu experimentieren. Wenn Sie ein wenig ausprobieren, dann werden Sie auch bald ein Gefühl dafür entwickeln, was zu Ihnen passt.

Jeder von uns hat persönliche, sehr gefühlsmäßige Vorlieben und Abneigungen gegenüber bestimmten Farben. Das ist völlig in Ordnung. Sie können solche Farben ruhig verwenden, wenn Sie sie richtig einsetzen und entsprechend kombinieren.

Lieblingsfarben dürfen sein

Wenn Sie beispielsweise die Farbe Blau lieben – kein Problem. Bleiben Sie ruhig auch nach der Beratung Ihrer Vorliebe für blaue Blumen, Parfümflakons oder Ledersofas treu. Die Praxis zeigt nämlich, dass warme Farbtypen den Ausgleich in kühlen, erfrischenden Farben suchen, während die kühlen Farbtypen sich in einem Umfeld mit wärmenden Farben wohl fühlen.

Möglicherweise gehen Sie jetzt mit diesen Farben bewusster um. Oft färbt eine Farbberatung auf subtile Weise ab. Immer wieder berichten Kundinnen, dass sie das Farbrepertoire ihrer Garderobe mit großer Freude erweitert haben! Um beim Beispiel zu bleiben: Wenn Sie erlebt haben, wie Ihnen warme Blautöne schmeicheln, verlieben Sie sich in edles Petrol, ein dunkles Aquamarin oder sanftes Türkis.

Wahrscheinlich werden Sie aber auch Farben entdecken, die Sie bisher überhaupt nicht beachtet haben oder an die Sie sich nicht herantrauten. Auch das ist eine große Bereicherung, die sich möglicherweise auf Ihre ganze Persönlichkeit auswirkt. Wie können Sie nun Ihre Farben bewusst einsetzen, um eine bestimmte Wirkung zu erzielen?

Lassen Sie Farben für sich sprechen

Eine Bankkauffrau im orangefarbenen Kostüm, eine Werbegrafikerin in Grau – unmöglich! Unsere kleine Farbpsychologie erklärt Ihnen, welche Signale Sie mit bestimmten Farben aussenden.

Nicht allein die Farbe ist ausschlaggebend. Es kommt in großem Maße auch auf die jeweilige Farbnuance an.

Weiß

Im Allgemeinen entsprechen ganz helle Töne nicht Ihrer Farbenwelt. Reines Schneeweiß sollten Sie ohnehin nicht tragen, es nimmt Ihnen die Wärme und wirkt hart und steril. Wenn Ihnen jedoch ein dunkles Outfit von Kopf bis Fuß zu gewichtig erscheint oder Sie sich luftig-elegante Sommerkleidung wünschen, geben Ihnen Naturweiß, Ekrü und Elfenbein die nötige Wärme.

Beige

Sehr helle Beigetöne ähneln in ihrer Aussage dem Weiß, kräftigere dem Braun. Mode aus naturbelassenen Stoffen wird oft in Beigetönen hergestellt. Beige wirkt an Ihnen weiblich, aber etwas sachlicher als kräftiges Apricot. Achten Sie auf den warmen Unterton: Als aufgehelltes Braun bietet Ihnen Beige ein großes Spektrum an Nuancen. Damit haben Sie einen Neutralton, der zu all Ihren Farben passt.

Braun ist wie Grün eine Farbe der Natur. Sie hat etwas Erdiges, Schweres, Solides und Schützendes – hier sind Sie also in Ihrem Element! Mit Braun können Sie nicht viel falsch machen. Je wärmer und satter der Ton, desto schöner ist er für Sie.

Braun

Ihre Brauntöne dürfen ins Grünliche, Orange und Rostrote gehen. Mit Braun als Basisfarbe für Kleidung und Accessoires (vor allem aus Leder) liegen Sie immer richtig und sind saisonal unabhängig.

Gelb

Gelb ist leicht, heiter, aktiv und überaus kommunikationsfördernd. Ihre Gelbtöne sind golden, wärmend und ein wahres Lebenselexier. Sattes Goldgelb ist die Grundschwingung Ihrer Palette. Wenn Ihnen dies zu viel ist, greifen Sie zu den abgetönten Varianten, die ins Grünliche, Bräunliche, Orange oder Rötliche gehen, beispielsweise Senfgelb, Maisgelb, Messing oder Curry.

Golddurchwirkte Lurexstoffe oder Brokate sind elegant. Auch Kupfer-, Messing- und Bronzetöne harmonieren wunderbar mit Ihrem Typ.

Gold

Gold ist der Unterton Ihrer Haut, Ihrer Haare und Augen – deshalb liegen Sie mit dieser Farbe immer goldrichtig! Details wie Knöpfe, Schnallen usw. sehen nobel und exklusiv aus.

Orange

Orange ist eine überaus fröhliche Farbe. Sie strahlt Zugänglichkeit, Wärme und Nähe aus. Je kräftiger der Ton, desto aktiver wirkt er. Orange ist ähnlich wie Gold eine ganz typische Farbe für Sie. In seinen abgetönten Varianten, also Richtung Braun oder Rost, wirkt Orange sanfter als die meisten Ihrer Rottöne.

Helle Rosétöne mit hohem Weißanteil wirken schnell kühl. Wenn Sie Trachten mögen, darf im Muster schon einmal hier und da ein warmes Altrosé auftauchen.

Rosé

Warm und voll muss es sein: Wenn Sie den richtigen Ton treffen, ist diese zarteste und weiblichste aller Farben durchaus tragbar. Aber Vorsicht: Da diese Farbe immer leicht und zerbrechlich wirkt, konkurriert sie mit Ihrer eher sinnlichen, bodenständigen Ausstrahlung. Großflächig eingesetzt ist Rosé meist zu schwach für Sie. Vor allem bei dunkleren Herbstfrauen wirkt es richtig süßlich.

Rot

Rot ist eine pulsierende Signalfarbe mit stark erotischer Aussage. Warmes Rot bringt Haut und Augen zum Strahlen und ist die ideale Kombination, wenn Ihnen Beige, Khaki oder Oliv allein zu zahm sind.
Als Herbstfrau können Sie diese Powerfarbe wunderbar dosieren: von lodernd feurigem Paprikarot über sanftes Korallen- und warmherziges Rostrot bis zu gedämpft bräunlichen Nuancen.

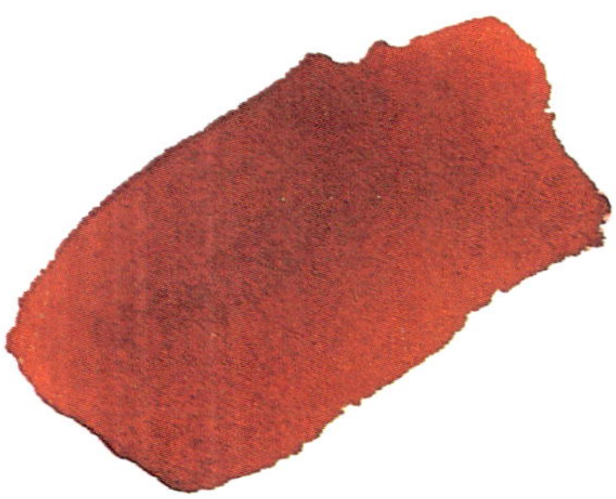

Lila

Zarte, helle Lilanuancen wirken stets weich, weiblich und romantisch, kräftigere Töne aktiv, eigenwillig und geheimnisvoll. Lila zählt nicht zu Ihren typischen Tönen. Es gibt aber einen dunklen Auberginenton, der in Kombination mit Gold, Messing oder Rottönen einfach phantastisch an Ihnen aussieht – vor allem für Abendmode!

Blau

Als Herbstfrau ist Ihnen die kühle Farbe des Wassers und des Himmels fremd: Ihr Element ist die Erde. Reines Blau macht Sie leider blass und hart. Viel schmeichelnder für Sie sind Blautöne mit einer Spur Gelb bis Gold: Vor allem ein mittleres bis dunkles Petrol steht Ihnen bestens. Versuchen Sie ein sattes Türkis, das Sie mit Ihrem Farbenpass ausgewählt haben: Dieser Ton unterstützt Ihre Wärme und gibt Ihnen gleichzeitig etwas Frisches. Kombinieren Sie Ihre Blautöne mit Goldschmuck sowie typischen Farben aus dem mittleren bis dunklen Bereich – dann stimmt der Gesamteindruck!

Sollte Ihre Kleidung einmal nicht typgerecht ausfallen, tragen Sie einen Schal oder eine Bluse in der für Sie optimalen Farbe.

Grün

Grün hat eine ausgleichende, harmonisierende, stabilisierende Wirkung. Je nach seinen Anteilen von Gelb und Blau kann es anregen oder beruhigen. Moosgrün, Avokadogrün, Olivgrün, Flaschengrün, Goldgrün, Lindgrün, Schilf und Khaki sind typische Herbstfarben.

Grün ist eine Grundfarbe für Ihre Garderobe: Wählen Sie die Nuancen je nach Stimmung und Anlass.

Grau

Grau gilt als neutrale, nüchterne und kühle Farbe. In seiner reinen Form, also aus Schwarz und Weiß gemischt, ist es nichts für Sie. Andererseits besitzen gedeckte Herbstfarben oft einen Hauch von Grau, beispielsweise Schilfgrün, Khaki oder Grafitbraun. Wählen Sie Ihr Grau in dieser wärmeren Variante, also mit Grün oder Braun abgetönt. Damit signalisieren Sie Objektivität. Auch hier gilt: Bitte orientieren Sie sich an Ihrem Farbenpass!

Schwarz

Schwarz ist eine machtvolle Farbe, die gleichzeitig Faszination und Distanz vermittelt. Auch etwas Geheimnisvolles, Verführerisches schwingt mit. Viele Künstler und Intellektuelle haben diese dramatische Farbe zu ihrem Markenzeichen erkoren. Schwarz steht Ihnen leider nicht. Seine Dunkelheit raubt Ihrem goldenen Kolorit alle Strahlkraft und Energie. Als Schwarzersatz stehen Ihnen vor allem dunkle Brauntöne, aber auch Aubergine oder Ihre dunkelsten Grünvarianten.

Diese Farben bieten eine kleine Auswahl aus dem Farbenpass der Firma COLCO (Anschrift siehe Seite 63).

Farbabweichungen von den COLCO-Originalfarben sind drucktechnisch bedingt.

Betrachten Sie Ihre Farben in aller Ruhe, lassen Sie sie auf sich wirken, und fragen Sie sich dabei, welche Farbe welche Wirkung auf Sie hat. So lernen Sie auch gleich, wie Sie mit Ihren Farben richtig umgehen, zu welcher Gelegenheit Sie welche Farbe am besten einsetzen können.

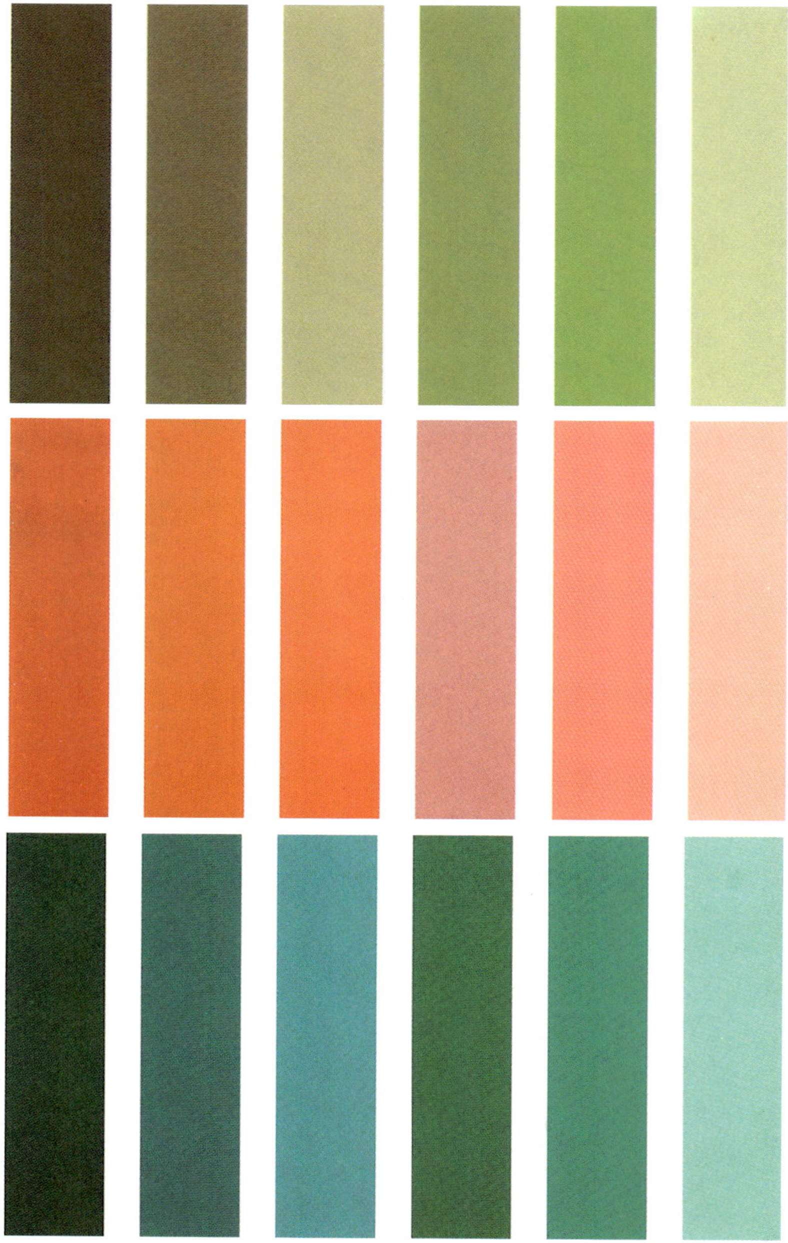

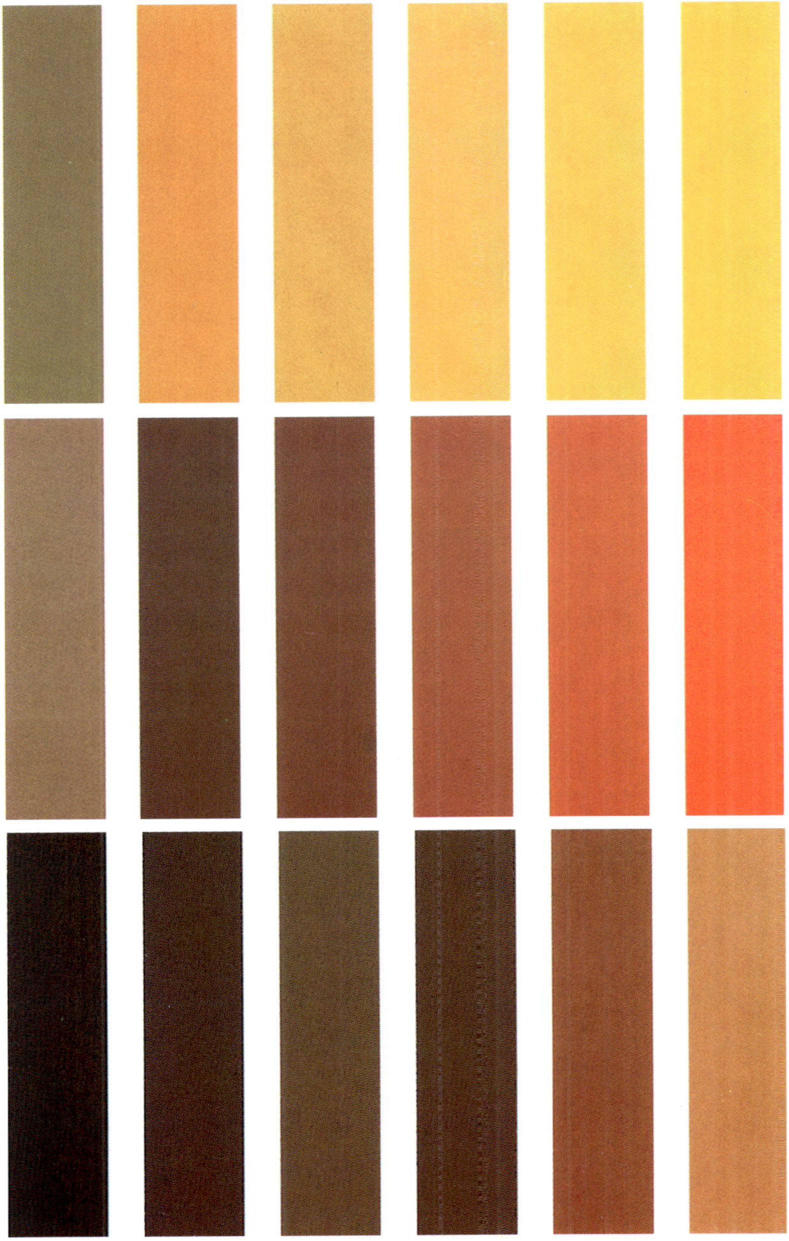

Mit einem Farbenpass ist es ein Kinderspiel, die optimale Farbe zu finden. Ziehen Sie ihn immer zurate, wenn Sie mit Farben zu tun haben. Sicher finden Sie hier auch Farben, die Sie bisher gar nicht gemocht haben. Probieren Sie sie aus, ein Versuch lohnt sich allemal.

Entdecken Sie Ihren persönlichen Stil

Mode ist nur so gut, wie sie wirklich zu Ihnen passt und wie sie Ihnen steht!

Die Modeindustrie präsentiert uns viermal im Jahr eine neue Kollektion. Da Mode immer kurzlebiger wird, muss sie laufend ausgetauscht werden – ein teures Vergnügen, wenn man auf Qualität steht. Und wohl jede Frau hat schon einmal diese Erfahrung gemacht: Sie haben sich einen supermodischen Look zugelegt – aber die Kleider kaum angezogen, weil Sie sich derart »verkleidet« nicht wohl gefühlt haben. Damit kommen wir zu unserem nächsten Punkt: dem persönlichen Stil.

Hinter dem Stil steht Ihre Persönlichkeit

Eine Frau, die sich mit Geschmack kleidet, zeigt, dass sie die Mode liebt – aber sie wählt nur das aus, was zu ihr und ihrem Typ passt. Auf diese Weise kann sie sich viel Zeit, Geld und Frust ersparen.

Stil ist die Art und Weise, wie sich Ihre Persönlichkeit in der äußeren Erscheinung ausdrückt. Eine tolle Ausstrahlung, das gewisse Etwas, Charisma und Selbstsicherheit – so lauten die Komplimente, die auch Ihnen gelten können. Denn es kommt nicht darauf an, wie jung, schön oder reich Sie sind. Wichtig ist vielmehr die Harmonie von Kleidung, Make-up, Frisur und Accessoires, denn sie sind sichtbarer Ausdruck Ihrer Persönlichkeit. Und Sie wissen ja: Wir reagieren sehr sensibel auf alle optischen Signale!

Es kommt leider immer wieder vor, dass mit dem Farbtyp automatisch eine bestimmte Stilrichtung vorgegeben wird. So einfach wollen wir es uns nicht machen. Sie sind ein Individuum! Wie wollten wir da mit vier »Jahreszeitenschubladen« (Frühling, Sommer, Herbst, Winter) auskommen? Zwar hat die jahrzehntelange Beratungspraxis gezeigt, dass es tatsächlich Zusammenhänge zwischen Farbtyp und Wesen gibt. Aber diese Tatsache betrachten wir wie ein Zeitungshoroskop – mit einem leichten Augenzwinkern. Um es auf den Punkt zu bringen: Ihr Farbtyp gibt lediglich den Ansatzpunkt vor, dann kommen die vielen einzelnen, individuellen Faktoren. Erst alles zusammen macht dann die Persönlichkeit aus. Gehen Sie jetzt mit uns auf die Entdeckungsreise zu Ihrer einzigartigen Persönlichkeit.

Das ist Ihre Strategie: Finden Sie die Basis für Ihren ganz persönlichen Stil, bauen Sie Schritt für Schritt darauf auf – und behalten Sie gleichzeitig die Mode im Auge!

Welche Stilrichtung verkörpern Sie?

Dieser Fragebogen bietet Ihnen Orientierungshilfe, kann aber keinesfalls das Gespräch mit einer erfahrenen Beraterin ersetzen. Bitte kreuzen Sie pro Frage möglichst spontan eine Antwort an. Figur, Finanzen und sonstige Einschränkungen dürfen Sie getrost vergessen – hier zählen allein Ihre Wünsche und Vorlieben. Viel Spaß!

1. Nach einem anstrengenden Tag gönne ich mir ein Bad …

- ☐ (A) mit entspannenden Heilkräutern
- ☐ (B) mit klassischer Musik und pflegender Gesichtsmaske
- ☐ (D) mit einem zarten Blütenduft, Kerzenlicht und Musik zum Träumen
- ☐ (E) im Whirlpool mit sündhaft teurem Badezusatz und einem Glas Champagner
- ☐ (C) mit fetziger Musik und meinen bunten Gummientchen
- ☐ (F) mit sinnlich duftenden Ölen und intensiver Körperpflege dabei

2. Wie würden Sie Ihr Lieblingsparfüm beschreiben?

- ☐ (D) Feiner, femininer Blütenduft, wie ein Brautstrauß
- ☐ (A) Eine frische, sportliche bis grüne Note
- ☐ (B) Ein zeitloser, edler, selbstbewusster Markenduft
- ☐ (F) Ein sinnlicher, schwerer, erotisch betörender Duft
- ☐ (C) Ein frischer Unisexduft (für Frauen und Männer)
- ☐ (E) Ein eigenwilliger Duft mit orientalischer Note

Machen Sie diesen Test ruhig öfters, denn es kommt ja bei der Beantwortung immer auf die augenblickliche Stimmung an. Doch Sie wollen Ihren wahren Stil erkennen, und das können Sie am besten, wenn Sie feststellen, dass Sie häufiger die gleiche Antwort wählen.

Um seinen Stil herauszufinden, sollte man über seine Vorlieben, seine Abneigungen, seine Wünsche Bescheid wissen – nicht nur was Mode und Kosmetik betrifft.

3. Unter welchen Menschen fühlen Sie sich am wohlsten?

- ☐ (E) Menschen, bei denen ich im Mittelpunkt stehen kann
- ☐ (A) Guten Kumpels und unkomplizierten Freunden, mit denen ich durch dick und dünn gehen kann
- ☐ (C) Witzigen und geistreichen Zeitgenossen, die immer die aktuellsten Infos haben
- ☐ (B) Kultivierten Partnern, mit denen ich mich über Kunst und Literatur unterhalten kann
- ☐ (F) Männern, die mich anziehend finden
- ☐ (D) Feinfühligen Menschen mit Sinn für das Schöne

4. Wie ist Ihre Meinung zum Thema »Make-up«?

- ☐ (A) Am liebsten gar keins. Wenn ich mich schminke, dann unauffällig. Bloß nicht angemalt aussehen!
- ☐ (E) Gern und immer! Ich probiere oft neue Schminktechniken und Farben aus. Das Gesicht darf auffallen. Was ich betone, hängt von meiner Stimmung ab.
- ☐ (B) Make-up ist für mich selbstverständlich und gehört zur persönlichen Pflege. Es muss dezent und weiblich sein. Ich betone Lippen, Brauen und Wangen.
- ☐ (C) Make-up ist kein Muss, ich schminke mich eher aus Spaß! Am liebsten mit frechen Farbkombinationen – auch für modische Gags bin ich zu haben.
- ☐ (F) Ich schminke mich eher kräftig und betone meine Vorzüge: ein roter Mund, dunkles Kajal für geheimnisvolle Augen.
- ☐ (D) Ich schminke mich gern und regelmäßig, bevorzugt in zarten oder rauchigen Farben. Harte Kontraste mag ich nicht. Ich betone Augen und Mund.

Die äußere Erscheinung sagt viel aus über den Charakter und die Lebenseinstellung eines Menschen.

5. Welche Beschreibung passt am besten zu Ihren Accessoires?

- ☐ (F) Koketter Schick, viel Glanz und Glitter
- ☐ (E) Einmalige, eher große Einzelstücke, teils sehr modern, kunstvoll oder exotisch
- ☐ (B) Edler, zeitloser Schick, der zu allem passt

☐ (A) Einfache, eher unempfindliche und praktische Accessoires
☐ (C) Witziges, teilweise asymmetrisches und buntes Zubehör
☐ (D) Besonders feminine, eher zierliche Stücke, bevorzugt aus feinen Materialien

6. In welchen Stoff- und Webmustern fühlen Sie sich wohl? In …
☐ (C) Lustigen Mustern in vielen lebhaften Farben
☐ (B) Glencheck, Fischgrat, Paisley
☐ (D) Geschwungenen Mustern mit sanften Farbübergängen, auch Blumen
☐ (A) Sportlichen Streifen, Naturmotiven
☐ (E) Kontrastreichen, künstlerischen Designs und Mustern, die eher geometrisch sind
☐ (F) Glitzermustern aus Pailletten, Strass usw.

Was mögen Sie überhaupt nicht, was ist akzeptabel, und was ist Ihre Traumvorstellung? Lassen Sie bei der Beantwortung der Fragen Ihren Gedanken freien Lauf, spielen Sie Situationen durch, und achten Sie dabei auf Ihre Gefühle.

7. Was wäre für Sie der absolute Modealptraum?
☐ (A) Etwas Schickes, aber total Unbequemes und Empfindliches: hohe Pumps, enger Rock usw.
☐ (F) Sackartige Kleidung, in der man nichts mehr von meiner Figur sieht
☐ (E) Farben und Schnitte zu tragen, die gerade alle tragen, weil es »in« ist
☐ (D) Ein strenger, gerade geschnittener Blazer
☐ (B) Legere Sachen, die allzu unordentlich wirken
☐ (C) Kleidung in seriösen Neutraltönen wie Grau, Beige, Dunkelblau usw.

8. Wie sieht Ihr Traumschuh aus?
☐ (B) Ein schlichter, eleganter Pumps
☐ (D) Eine zierliche Schnürstiefelette mit Barockabsatz
☐ (E) Ein extravaganter Designerstiefel mit hohem Absatz
☐ (A) Ein flacher Laufschuh aus naturgegerbtem Leder
☐ (C) Witzige, zweifarbige Boots
☐ (F) Offene, hochhackige Sandalette mit dünnen Riemchen

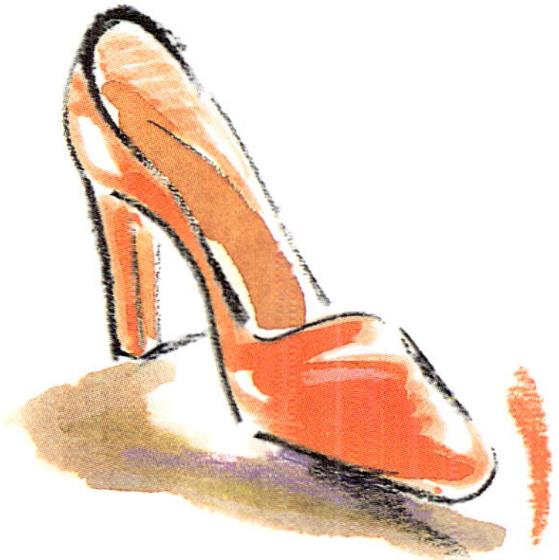

Lieben Sie elegante oder eher sportliche Accessoires?

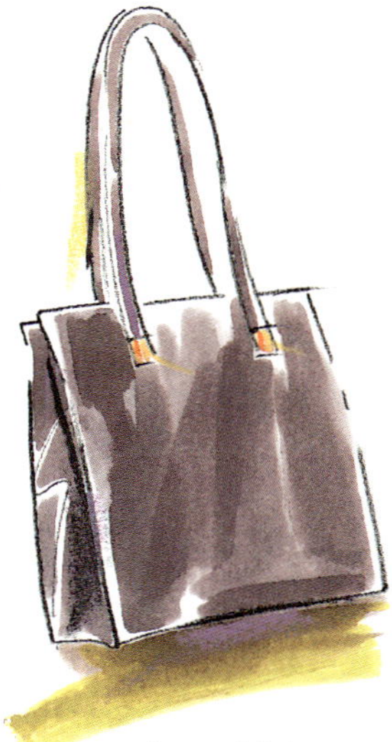

Eine weitere wichtige Frage: Passt die Tasche auch zu Ihrer Körpergröße?

Es kann gut sein, dass Sie mit diesem Test ganz neue Seiten an sich entdecken. Vielleicht hat sich Ihr Stil im Lauf Ihres Lebens auch gewandelt?

9. In welche Handtasche könnten Sie sich spontan verlieben?

- ☐ (B) Klein bis mittelgroß in einer schlichten, eckigen Form wie bei der »Kelly-Bag«
- ☐ (D) Eher klein, ein weicher Beutel aus Veloursleder, Samt oder feiner Gobelinstickerei
- ☐ (C) Ein kleiner, trendiger, flippiger Rucksack in einer Signalfarbe
- ☐ (A) Eine eher größere, robuste, einfache Ledertasche, wo etwas reinpasst
- ☐ (F) Ein kleines Täschchen aus Paillettenstoff in Pink oder Rot
- ☐ (E) Eine asymmetrische Designerledertasche mit ausgefallenem Verschluss, mittel bis groß

10. Sie müssen zu einer großen Einladung – und Ihre Haare sitzen überhaupt nicht! Angenommen, Sie könnten oder müssten zur Perücke greifen – welche suchen Sie sich aus?

- ☐ (B) In Schnitt und Farbe fast so, wie ich es habe, nur eben perfekt
- ☐ (C) Ein modischer Kurzhaarschnitt in einer frechen Farbe
- ☐ (A) Wenn es unbedingt sein muss: eine Perücke, die ganz ungekünstelt aussieht; die Haare können auch etwas kürzer oder länger als meine sein
- ☐ (E) Eine wunderbare Chance, mal etwas ganz Neues zu probieren; eine provokante Haarfarbe, ein extremer Schnitt – auf alle Fälle auffällig schön
- ☐ (D) Wunderschöne Locken, die mindestens schulterlang sind, so dass ich sie auch mal hochstecken kann; ich möchte meinen Naturton oder leicht rötliche Reflexe
- ☐ (F) Eine wilde Löwenmähne in Blond oder Rot

11. Sie sind zum Vorstellungsgespräch mit dem Personalchef eingeladen. Was wäre für Sie das Schlimmste, was passieren könnte?

- ☐ (B) Eine Laufmasche in der Strumpfhose, die Haare sitzen nicht, ich komme zu spät
- ☐ (C) Wenn mich meine Schlagfertigkeit verlässt und mir die geistreichsten Antworten erst eine Stunde später einfallen

☐ (D) Dass ich rot werde, wenn er mich ansieht
☐ (F) Wenn ich spüren würde, dass er auf meinen Typ als Frau überhaupt nicht steht
☐ (A) Wenn ich die ganze Zeit auf vornehm tun müsste
☐ (E) Wenn der Personalchef verhindert wäre und ich mich mit dem Vertreter auseinander setzen müsste, der nicht die notwendige Kompetenz hat

12. Sie haben im Preisausschreiben gewonnen und dürfen sich kostenlos ein Kleidungsstück maßschneidern lassen. Angenommen, Sie könnten alles tragen – wofür entscheiden Sie sich?
☐ (F) Ein hautenges langes Satinabendkleid mit Rückendekolleté und Schlitz
☐ (B) Ein elegantes Kostüm aus feinem Kaschmir in einer Neutralfarbe
☐ (D) Ein weichfließendes Abendkleid mit Chiffon oder Spitze, dazu eine taillierte Samtjacke
☐ (C) Eine Kombination aus kurzer, knapper Jacke und weiten Bermudas, in frechen Farben – ganz trendy
☐ (E) Ein Ensemble aus engem langen Rock mit einer asymmetrischen, auf Taille geschnittenen Jacke, die vorn kürzer als hinten ist
☐ (A) Statt etwas aufwendig schneidern zu lassen, würde ich mir als Gewinn lieber im Kaufhaus einen bequemen, nicht zu modischen Hosenanzug aussuchen – damit ich bei festlichen Anlässen endlich etwas anzuziehen habe

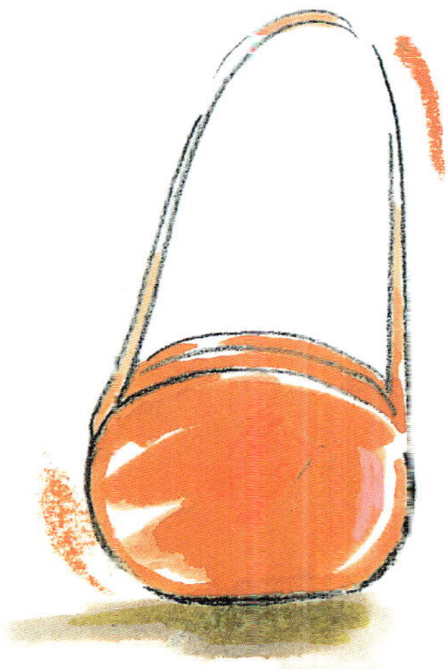

Auch Ihre Handtasche »verrät« den Charakter!

Auswertung

Tragen Sie hier ein, wie viele Kreuzchen Sie bei den jeweiligen Buchstaben haben.

☐ A	☐ B
☐ C	☐ D
☐ E	☐ F

Sicher sind Sie gespannt, wie das Ergebnis ausfällt. Lassen Sie sich überraschen.

Wundern Sie sich nicht, wenn der Test kein »eindeutiges« Ergebnis zeigt. Fast alle Menschen verkörpern eine Mischung verschiedener Stilrichtungen.

Der Buchstabe mit den meisten Antworten gibt Ihre Hauptstilrichtung an. Die zweit- und eventuell dritthäufigste Nennung zeigt, mit welchen Elementen sich dieser Stil mischt oder verfeinert. Haben Sie beispielsweise vier Antworten bei B und drei bei D, so ist Ihre Stilrichtung klassisch-romantisch. Sind Ihre Antworten kreuz und quer verteilt, so sind Sie auf alle Fälle ein sehr natürlicher, vielseitiger Mensch. Hier die Auflösung:

A = natürlich-sportlich	B = klassisch
C = burschikos	D = romantisch
E = dramatisch-extravagant	F = sexy

Einzelheiten zu den jeweiligen Stilrichtungen finden Sie auf den folgenden Seiten.

Die Stilrichtungen im Überblick

Hier finden Sie Hauptmerkmale der wichtigsten sechs Stilrichtungen. Der Grundcharakter beschreibt die Wesensarten des »puren« Typs und seine Wirkung auf andere. Erkennen Sie sich wieder? Anschließend erfahren Sie, wie die typgerechte Garderobe aussehen sollte. Stoffe, Schnitte, Farben und alle anderen Zutaten fügen sich stimmig ein. Achtung: Die Farbvorschläge sind ausschließlich auf den Herbsttyp zugeschnitten.

Der natürlich-sportliche Typ

Garderobe

Sie muss Ihren aktiven und vitalen Lebensstil mitmachen – sonst fühlen Sie sich nicht wohl. Alles Gekünstelte, Unnatürliche ist Ihnen ein Graus. Sie brauchen also Kleidung, die nicht einengt und Ihnen genug Raum lässt, Ihre Stimmungen nach Lust und Laune auszuleben. Ihre Vorliebe gilt klaren, geraden Linien ohne viel Schnickschnack.

Welcher Typ sind Sie? Links ein Outfit für den »dramatischen«, daneben für den klassischen Typ.

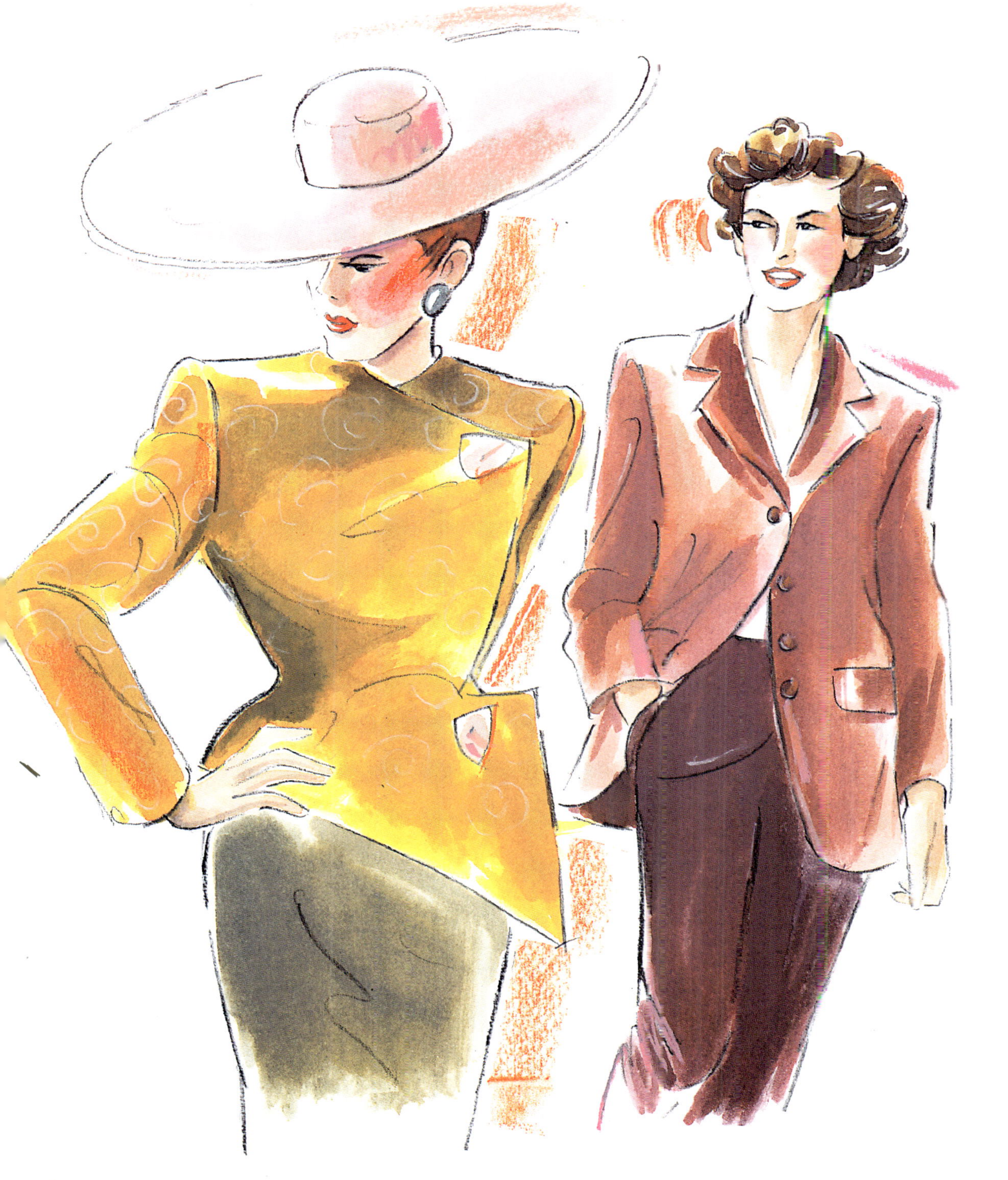

Grundcharakter: Als natürliche Frau haben Sie ein sympathisches, offenes, ungezwungenes und unkompliziertes Wesen. Ihr Motto heißt: »Packen wir's an!« Sie denken vernünftig und wollen nicht viel Zeit für Ihr Äußeres aufwenden, da Ihnen andere Dinge wichtiger sind: z.B. Gesundheit und Wohlbefinden. Wahrscheinlich bewegen Sie sich gern, am liebsten in der Natur.

Stoffe

Wählen Sie Naturfasern, eventuell mit einem niedrigen Kunstfaseranteil – so sind sie pflegeleichter. Ihrem Typ entsprechen leichte bis mittelschwere, griffige Stoffe, am besten mit matter Oberfläche. Auch Stoffe mit deutlicher Webstruktur sind ideal für Sie. Tragen Sie Baumwolle, Leinenmischungen, Mikrofasern, Viskose, Wolle, Jersey, Kord, Tweed, Loden, Bouclé, auch mattes Glattleder, Rauhleder usw. Wenn's mal feiner sein soll, kommen Samt und Rohseide infrage.

Muster

Karos, horizontale Streifen, Naturmotive, kleine Ethnomuster und dezente grafische Muster passen zu Ihnen. Auch eingewebte Muster (melierte Stoffe) sind eine gute Alternative.

Schmuck, Accessoires

Wahrscheinlich gehen Sie damit eher sparsam um, Ihre Schmuckstücke und Accessoires sind eher klein und unauffällig. Sie denken praktisch: Das Halstuch wärmt, die Armbanduhr braucht man einfach, die Handtasche bietet Stauraum usw.

Brille

Ihre beste Wahl sind solche Brillen, die nicht auffallen. Sie brauchen ein leichtes, schlichtes, kleines bis mittleres Gestell, am besten aus Horn oder mattem Metall. Wahrscheinlich kommen Sie mit einer einzigen Brille aus: einem neutralen Modell, das zu allem passt.

Ihre Lieblingsstücke: Hosen in allen Formen! Auch eine Menge Pullis und T-Shirts finden sich in Ihrem Schrank.

Frisur

Ihre Frisur sollte lässig-natürlich sein und kein großes Styling erfordern. Typisch sind kurze bis mittellange Haare vom Stufenschnitt bis zum Pferdeschwanz. Ihre Haarfarbe darf nicht künstlich aussehen.

Make-up

Am liebsten schminken Sie sich gar nicht oder nur wenig. Sie wollen in erster Linie frisch und gesund aussehen. Wählen Sie ausschließlich natürliche, dem Hautton ähnliche Farben, vielleicht aus einer Naturkosmetiklinie. Vermeiden Sie krasse Kontraste und Konturen. Je nach Gesichtsform sieht eine leichte Betonung der Brauen gut aus.

Ob Schmuck, Make-up oder Farben: »Schlicht und natürlich« – das ist Ihr Motto.

Farben

Alle Ihre Farben sind in der Natur zu finden und daher ideal für den natürlichen Stil. Wahrscheinlich greifen Sie am liebsten zu eher neutralen, gemischten Tönen. In der Herbstpalette finden Sie viele Möglichkeiten im Bereich von Beige, Braun und Grün. Wenn's etwas mehr Farbe sein darf, sind auch Terrakotta, Maisgelb und gedeckte Orangetöne sehr schön.

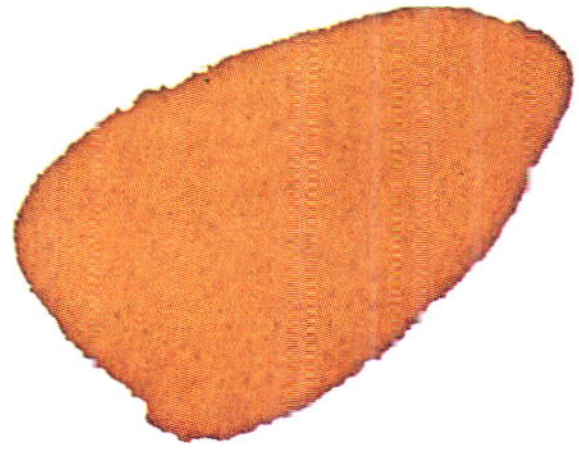

Abhilfe bei möglichen Schwachpunkten

Haben Sie von allem etwas – und trotzdem nichts anzuziehen? Oder kombinieren Sie irgendwelche Teile – Hauptsache, bequem? Fühlen Sie sich unsicher bei formellen Anlässen? Wirken Sie konservativer, als Sie sind? Manchmal fehlt es dem natürlichen Typ an Schick, wenn keine anderen Stilanteile hier korrigieren – was zum Glück meist der Fall ist! Falls Sie sich hier zumindest tendenziell wieder erkannt haben: Treiben Sie ein bisschen mehr Aufwand. Oft wirkt es schon Wunder, wenn Sie sich an mehr, größere oder auffälligere Accessoires wagen.

Der dramatisch-extravagante Typ

Grundcharakter: Die »dramatische« Frau ist selbstbewusst und will sich von der Masse abheben. Sie steht gern im Mittelpunkt. Deshalb braucht sie Exklusives, Superedles, Avantgardistisches. Mittelmaß ist ihr ein Gräuel. Ein Hauch von Glamour umgibt sie. Je nach Stimmung kann sie ihre Erscheinung regelrecht inszenieren: perfekt gestylt von Kopf bis Fuß.

Garderobe

Individualität zu zeigen ist für Sie ein Vergnügen! Ihre Kleidung ist stets sehr schick, abwechslungsreich, bewusst ausgewählt und wahrscheinlich teuer. Einzigartige Designerstücke ziehen Sie ebenso magisch an wie asymmetrische Formen, edle Materialien, mutige Farbkombinationen und eben alles, was von der Durchschnittsnorm abweicht. Deshalb werden breite Schultern, kantige Gesichtszüge, eine sehr blasse Haut oder andere markante Körpermerkmale oft eher betont als kaschiert.

Ihre Lieblingsstücke: Egal, ob Rock oder Hose, Mantel oder Cape – wichtiger als die Art des Kleidungsstückes ist für Sie sein außergewöhnlicher Charakter. Sie haben auch einen ansehnlichen Fundus an Accessoires und eine (heimliche) Schwäche für Hüte, nicht wahr?

Auffallen, von der Norm abweichen – das ist Ihr Metier.

Stoffe

Ihrem Typ entsprechen Stoffe von erlesener Qualität, entweder betont schlicht oder sehr aufwendig. Sie haben keine Scheu, auch tagsüber festliche Materialien zu tragen. Sie lieben Jersey, Kammgarn, polierte Baumwolle, glänzende Mischgewebe, luxuriöse Seide, weichen Popeline, feine Nappa- und Veloursleder, Kaschmir ... Abends glänzen Sie in Satin, Brokat, Lurex und Lamé. Achtung: Als Herbstfrau müssen Sie bei diesen Stoffen aufpassen, damit Sie nicht zu kühl wirken.

Muster

Kleinkariertes liegt Ihnen nicht. Ihre Muster sind groß, grafisch, kontrastreich, abstrakt oder zumindest stilisiert. Sie wirken stets kühn und künstlerisch. Auch große Ethnomuster sind ideal.

Schmuck, Accessoires

Das sind die Requisiten für Ihren Auftritt! Je nach gewünschter Wirkung werden sie auf kreative Weise eingesetzt – heute so, morgen anders. Sie lieben das Spiel mit Gegensätzen. Mal kombinieren Sie Modeschmuck mit echten Juwelen, mal ganz schlicht, mal extrem auffällig. Als Herbstfrau haben Sie sicher eine Schwäche für handgearbeiteten Schmuck vom Goldschmied! Auch außergewöhnlicher Schmuck im Ethnolook ist für Sie wie geschaffen!

Brille

Sie können ganz aus dem Rahmen fallen! Kantige, asymmetrische, strenge Designerstücke im Grenzbereich der Funktionalität begeistern Sie. Bestimmt wird es nicht bei einer Brille bleiben ...

Frisur

Raspelkurze oder superlange Haare, viel oder extrem wenig Volumen, mit Gel streng zurückgekämmte Haare – das sind nur einige Möglichkeiten, auch frisurmäßig unverwechselbar auszusehen. Sie brauchen intensive, auch ungewöhnliche Farben, die künstlich aussehen dürfen, wie beispielsweise ein extremes Rot!

Make-up

Ein ausdrucksvolles Gesicht ist Ihnen sehr wichtig, daher schminken Sie sich auch tagsüber stets perfekt. Sie betonen Augen und Mund mit starken, kontrastreichen Farben und kleben vielleicht sogar falsche Wimpern auf.

Ein absolutes Muss: ein perfektes Make-up!

Farben

Die klarsten und stärksten Signalfarben der Palette werden großflächig eingesetzt oder mutig kombiniert. Tragen Sie Petrol zusammen mit Messing oder Orange, Flaschengrün mit Paprikarot, Rostrot mit Maisgelb … So werden Sie nicht übersehen.

Abhilfe bei möglichen Schwachpunkten

Die rein »dramatische« Frau erscheint mitunter unnahbar, sehr intellektuell und egozentrisch. Sie kann auf andere einschüchternd wirken und ist daher eher allein. Wer aktiv ist, auf andere Menschen zugeht und Verständnis hat, findet immer Gesprächspartner, ehrliche Bewunderer und sogar Freunde.

Der klassische Typ

Grundcharakter: Sie wirken weiblich, feinsinnig, reif, kultiviert und selbstbewusst – zu Ihnen hat man sofort Vertrauen. Ein höfliches, korrektes Benehmen ist für Sie selbstverständlich. Es liegt Ihnen fern, aus dem Rahmen zu fallen. Sie machen nicht jedes Modespielchen mit, sondern bleiben lieber Ihrer Linie treu.

Garderobe

Sie investieren in langlebige Stücke und wählen sorgfältig aus. Qualität wird großgeschrieben, alles soll möglichst perfekt sein. Daher achten Sie auf Passform, gute Marken und einen gepflegten Gesamteindruck. Übertreibungen liegen Ihnen fern, Sie verlassen sich auf Ihren guten Geschmack. Kein Wunder, dass Ihr Stil überall gut ankommt.

Stoffe

Ideal für Sie sind edle Naturfasern mit eher feiner, matter Oberfläche. Dazu gehören Merinowolle, Kaschmir, feines Leinen, zarte Baumwolle, Seide, Flanell, Jersey und Alcantara. Und für festliche Anlässe empfehlen sich Crêpe de Chine, Crêpe Georgette, Chiffon, leichte Brokate und zarter Tüll.

Muster

Sie sind eher zurückhaltend: Nadelstreifen, Glencheck, Hahnentritt, Fischgrat, Paisley, Karo, Tupfen, feine Streifen, Aquarellmuster, kleine geometrische Muster ...

Schmuck, Accessoires

Diese Dinge sind Ihnen sehr wichtig, bleiben aber immer schlicht und dezent. Schmuck (Perlen), Seidentücher, Gürtel, Handtaschen, Handschuhe und eventuell auch Hüte werden harmonisch auf die Kleidung abgestimmt.

Ihre Lieblingsstücke: Kombinationen, mit denen Sie immer gut angezogen sind! Kostüme und Hosenanzüge könnten Hauptbestandteile Ihrer Garderobe sein. Auch Kleider, Blazer, Trenchcoats setzen Sie je nach Anlass bewusst ein.

Brille

Typgerecht sind schlichte, edle, eckige bis abgerundete Modelle, vielleicht aus den Kollektionen bekannter Modeschöpfer. Die Fassungen reichen von klein bis mittelgroß, Sonnenbrillen dürfen größer ausfallen. Matte Metalle, Horn und hochwertiger Kunststoff bieten Ihnen dabei genügend Auswahl.

Frisur

Dieses Thema spielt für Sie eine große Rolle. Sie nehmen sich Zeit dafür, Sie tragen in Ihren Terminkalender regelmäßige Friseurbesuche ein. Wenn Sie Ihren Lieblingsschnitt gefunden haben, behalten Sie ihn über Jahre (z. B. ein Bob) bei. Vielleicht tragen Sie auch Haarreifen. Allzu Modisches liegt Ihnen nicht. Wenn Sie Ihre Haare tönen oder färben, dann in natürlichen Nuancen.

Make-up: Sie bevorzugen dezente helle bis mittlere Farben und betonen Lippen, Wangen und Brauen. Ihr Teint wirkt makellos – einfach perfekt!

Farben

Neutralfarben sind der Grundstock Ihrer Garderobe: Elfenbein, Beige, Karamell, Schokoladenbraun, Bronze, Olivgrün. Am liebsten tragen Sie Ton-in-Ton, also Hellbeige zu Dunkelbraun usw.

Abhilfe bei möglichen Schwachpunkten

Sofern sich dieser Typ ausschließlich am konservativen Standard orientiert, fehlt das individuelle Element in der Garderobe. Mitunter kann »Klassik pur« auf Dauer etwas langweilig und eintönig erscheinen. Modische Details, größere Schmuckstücke oder lebhafte Farbakzente können den persönlichen Stil unterstreichen.

Der romantische Typ

Garderobe

Achten Sie auf eine feminine Aussage: Ihre Silhouette ist weichfließend und leicht körperbetont. Strenge Schnitte, formloser Schlabberlook oder grelle, provokante Stücke sind nichts für Sie.

Stoffe

Leichte bis mittelschwere, fließende, anschmiegsame Stoffe mit feiner Oberflächenstruktur schmeicheln Ihnen. Sie fühlen sich wohl in Batist, Seide (vor allem Crêpe de Chine), Jersey, Merinowolle, Angora, feinem Leinen … Wunderschön für Ihre Abendgarderobe sind Samt, Spitze, Chiffon, Organza und Moiréstoffe.

Muster

Weich und harmonisch sind abgerundete Formen, geschwungene Linien und fließende Farbübergänge (Aquarellmuster). Florale Muster wie im Jugendstil können Sie begeistern. Als moderner erweisen sich schmale Streifen und kleine Karos.

Schmuck, Accessoires

Zeigen Sie Ihre persönliche Note mit Schmuck, Tüchern (für Hals, Haare, Taille), Handschuhen, Handtaschen, Gürteln, Schuhen, Hüten … Ihre Accessoires sind meist klein, zierlich und etwas verspielt. Mit all Ihren Stücken verbindet Sie eine tiefe Beziehung.

Brille

Sie mögen nicht viel Brille im Gesicht, daher kommt nur ein zierliches, feminines Gestell infrage. Es sollte abgerundet und aus mattem/transparentem Material sein.

Grundcharakter: Sie werden von allem inspiriert, was ästhetisch, wohltuend und zart ist. Sehr weiblich, sanft, gefühlsbetont, fürsorglich und eher ruhig – dies sind einige Ihrer Eigenschaften. Sie entscheiden meist intuitiv. Ein Hang zur Nostalgie ist typisch, wahrscheinlich sind Sie phantasievoll und sogar künstlerisch begabt.

Ihre Liebe zum Detail zeigt sich besonders bei Schmuck und Accessoires.

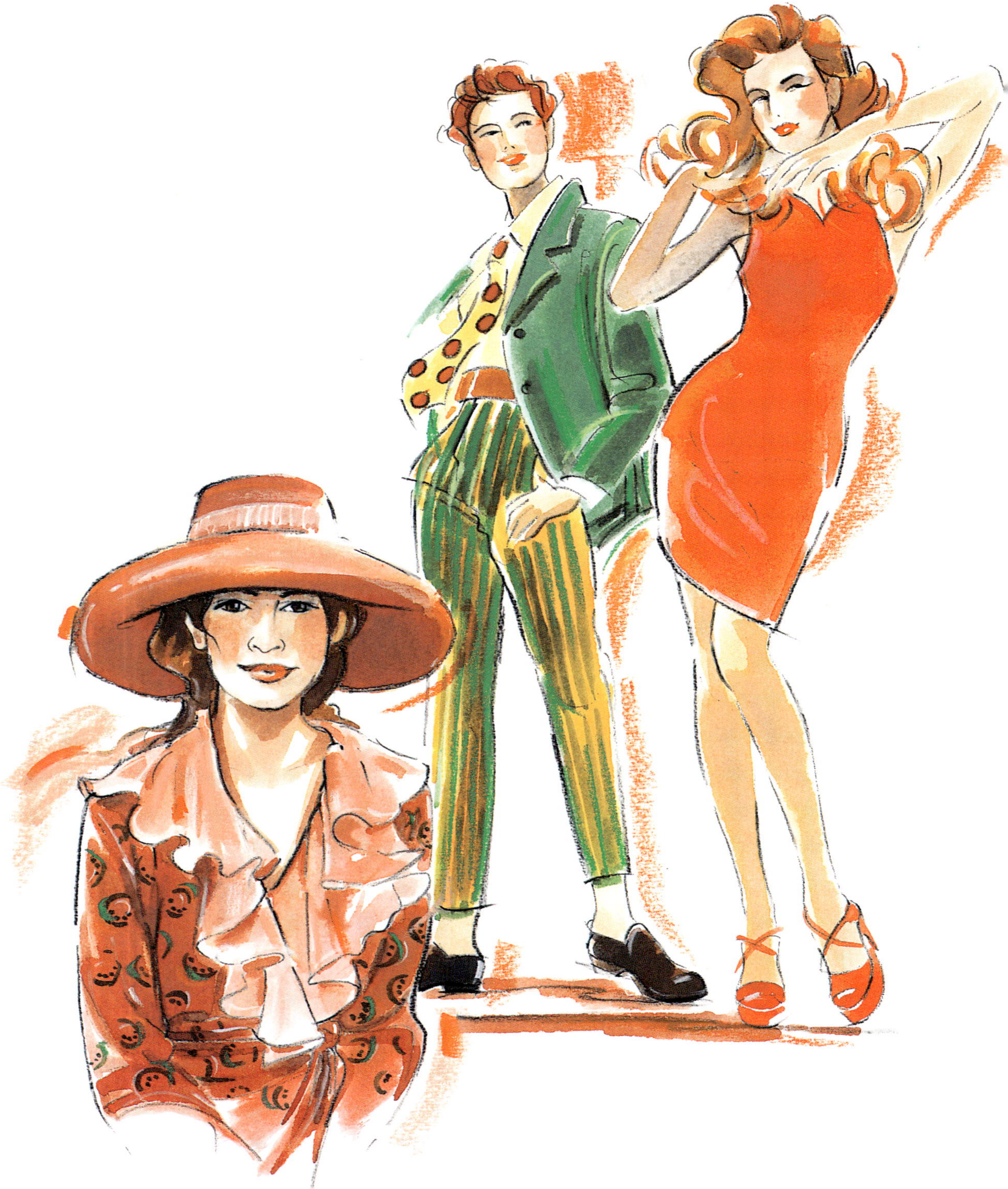

Frisur

Wenn Sie es sich erlauben können, tragen Sie Ihr Haar lang. Locken oder fransige Schnitte unterstreichen Ihre Weiblichkeit ebenso wie weiche Steckfrisuren, Zöpfe und Haarschmuck. Natürliche oder leicht rötliche Tönungen passen gut zu Ihnen.

Make-up

Sie schminken sich regelmäßig. Augen und Mund werden dezent betont. Sie greifen gern zu gedämpften, rauchigen Tönen. Herbstfrauen sollten hier die Apricot- und Elfenbeintöne ihrer Palette nehmen.

Ihre Lieblingsstücke: Sie fühlen sich am wohlsten in langen Röcken, Kleidern und langen, leicht taillierten, schwingenden Mänteln. Wahrscheinlich haben Sie eine Vorliebe für antiken Schmuck.

Farben

Ihre Schlüsselfarben sind grundsätzlich die hellen, sanften, gedeckten Töne Ihrer Palette. Kräftiges Apricot, Elfenbein, Naturweiß und Lindgrün entsprechen Ihrer Zartheit. Wenn Ihnen diese Töne allein zu blass erscheinen, können Sie genauso zu den dunkleren Farben Ihrer Palette greifen: Ein Samtkleid in dunklem Rostrot, Aubergine oder weichem Petrol schmeichelt Ihnen genauso. Tragen Sie diese dunklen Farben uni oder Ton-in-Ton.

Abhilfe bei möglichen Schwachpunkten

Die reine Romantikerin wirkt mitunter sehr mädchenhaft, zerbrechlich, verträumt und eher passiv. Zu viel Nostalgie kann sogar altmodisch wirken. Der Eindruck von Reife und Verantwortung kann durch moderne Elemente (Schmuck), etwas kräftigere Farben und mehr Mut zur aktiven Weiblichkeit erzielt werden.

Der burschikose Typ

Garderobe

Eine gerade Schnittführung mit peppigen Details ist ihm auf den Leib geschrieben. Je nach Modetrend trägt er knapp sitzende Kleidung, oder er geht in das andere Extrem und wählt Oversized-Teile, in denen er sich ebenso wohl fühlt.

Wie sehen Sie sich? Vielleicht als romantischen (links), als burschikosen (Mitte) oder als sexy Typ (rechts)?

Grundcharakter: Als burschikoser Typ sprühen Sie vor Energie und besitzen eine große Portion Humor. Auf den Mund gefallen sind Sie nicht. Sie nehmen auch kein Blatt vor den Mund! Deshalb gelten Sie als aufgeweckt, unterhaltsam und sogar ein bisschen frech. Diese Dynamik können Sie sehr gut ausleben, denn Sie haben gern Menschen um sich.

Stoffe

Sie fühlen sich gut in mittelschweren Stoffen mit etwas Stand, beispielsweise Baumwolle, Kord, Webstoffen, Gabardine, Kammgarn und dickerem Jersey.

Muster

Für den nötigen Pfiff sorgen bunte, lustige, grafische Muster, auch Comicmotive sind beliebt. Die Dessins: klein bis mittel.

Schmuck, Accessoires

Nicht viel, aber das Richtige muss es sein! Setzen Sie Akzente – mit Gürteln, Taschen, Rucksäcken, Nickitüchern! Alles ist sehr trendy und ein bisschen bunter als bei den anderen.

Brille

Freche kleine Brillen aus Metall oder Kunststoff passen zu Ihnen. Suchen Sie witzige Formen oder ausgefallene Muster. Auch alte Brillen (runde Nickelbrille, Fünfziger-Jahre-Look) machen Ihnen Spaß.

Frisur

Freche, modische Schnitte von superkurz bis schulterlang sind angesagt. Der Clou: eine farbige Einzelsträhne in Orange! Oder: Color-Blocking in Cognac und Mahagoni!

Farben

Ihre Persönlichkeit verlangt nach leuchtenden, frechen, bunten Farben und Kontrasten. Sie kombinieren Gelb mit Rot, Petrol mit Orange, Messing mit Türkis …

Make-up ist kein großes Thema für Sie. Wahrscheinlich schminken Sie sich oft natürlich mit wenig Effekten – ab und zu haben Sie aber auch Lust auf Farbe.

Abhilfe bei möglichen Schwachpunkten

Im Extremfall könnten Sie etwas vorlaut, oberflächlich und überdreht wirken. Aber auch das Gegenteil kommt vor: Ihren pfiffigen Charakter sieht man Ihnen nicht immer an. Die richtige Dosis an Frechheit macht's – je nach Alter, Beruf und Anlass.

Der sexy Typ

Hier haben wir es mit einer Stilrichtung zu tun, die Sie nicht jeden Tag »pur« ausleben können, schon gar nicht im Berufsleben. Sehen Sie die weibliche Erotik als raffinierte Würze: Eine Prise reicht schon aus, um Ihre Erscheinung wirken zu lassen. Hier einige Tips.

- Dessous in allen möglichen Farben sind Ihr kleines Geheimnis. Zwar sieht sie kaum jemand, aber Sie fühlen sich wunderbar attraktiv darin …
- Ihre Röcke dürfen etwas kürzer sein als das Normalmaß – nie aber so knapp, dass sie beim Sitzen zu hoch rutschen. Ein kritischer Blick in den Spiegel zeigt Ihnen, welche Länge für Sie am vorteilhaftesten ist.
- Achten Sie bei Hosen auf einen besonders guten Sitz in der Taille und am Po. Auf keinen Fall sollte sich die Unterwäsche abzeichnen.
- Tragen Sie zum Blazer statt Bluse oder T-Shirt einen schönen Body. Dieser darf aber nie billig aussehen, sondern sollte aus edlem Stoff und farblich dezent gehalten sein.
- Sind Ihre Beine eine Augenweide, dürfen sie mit zurückhaltend gemusterten Strümpfen oder Strumpfhosen betont werden.
- Mit Schmuck sollten Sie etwas sparsamer umgehen: Ein Dutzend klappernder Armreifen sowie baumelnde Glitzerohrringe sind im Job nicht angebracht. Achten Sie auf Qualität. Und: Weniger ist mehr!
- Ihre Fingernägel können Sie etwas länger als normal tragen und sollten sie sorgfältig lackieren – bitte kein aggressives Knallrot, sondern helle bis mittlere, eher neutrale Töne wählen.
- Wählen Sie fürs Tages-Make-up lieber dezente Farben.
- Die Frisur braucht nicht zahm zu sein. Eine Mähne ist in Ordnung, sofern sie nicht beim Arbeiten stört. Auch Strähnchen, je nach Palette in Richtung Blond oder Rot, können gut aussehen.
- Extreme Stöckel und Overknee-Stiefel sollten Sie für »besondere Anlässe« reservieren. Im Alltag machen sich Schuhe mit mittelhohen Absätzen, dezenten Dekoelementen und (Tiger-) Mustern besser.

sexy – Wunschtraum vieler Frauen (und Männer). Es gibt einiges zu beachten, wenn Sie sexy sein wollen und dennoch als seriöse Frau akzeptiert werden möchten.

Greifen Sie eine oder höchstens zwei Anregungen auf. Denken Sie daran: Zu viel »Schärfe« verdirbt den feinen Geschmack.

Figur und Garderobe

Der äußere Eindruck hängt in großem Maße davon ab, in welcher Kleidung wir uns präsentieren. Die perfekteste Figur kommt nicht richtig zur Geltung, wenn Sie sich ungünstig kleiden. Finden Sie also heraus, was Sie bei sich selbst vorteilhaft betonen und was Sie lieber kaschieren möchten. Es ist ganz einfach, wenn man erst einmal weiß, worauf zu achten ist. Ihr Motto sollte heißen: Meine Pluspunkte will ich optimal hervorheben, von den kleinen »Fehlern« kann ich leicht optisch ablenken.

Mit dem richtigen Know-how kann jedes Problem gemeistert werden.

So rücken Sie Ihre Figur ins rechte Licht

Sie brauchen nur wenige Grundregeln zu kennen, mit denen Sie ohne großen Aufwand das Beste aus Ihrer Figur machen können. Und nach einiger Zeit werden Sie ganz automatisch zu den Farben, Kleidungsstücken und Accessoires greifen, in denen Sie am besten aussehen. Hier gilt: Übung macht die Meisterin!

Setzen Sie alles zu Ihrem Vorteil ein: Farben, Stoffe und Schnitte! Nutzen Sie die vielfältigen Möglichkeiten der Mode, um Ihre Pluspunkte zu betonen und Schwachstellen zu kaschieren.

Horizontale Linien

Waagerechte Linien machen eine Fläche optisch breiter und kürzer. Horizontale Elemente der Kleidung sind u. a.: Querstreifen und -bordüren, Quernähte, Schulterpassen, Kleidersäume, Gürtel, Bündchen, Stulpen, doppelreihige Knopfleisten sowie eingestrickte oder auch gewebte Muster.

Setzen Sie die Horizontale an den Stellen ein, an denen Sie zu schmal und/oder zu lang geraten sind: Schultern; dünnem, langem Hals; sehr schmalen Hüften; dünnen und/oder langen Armen; dünnen und/oder sehr langen Beinen; großen Füßen.

Vertikale und diagonale Linien

Die Senkrechte lässt eine Fläche schmaler und länger erscheinen. Das Gleiche gilt für die Diagonale. Vertikale Elemente sind beispielsweise: Längsstreifen oder -bordüren, senkrechte Nähte (auch Wiener Nähte), Knopfleisten, lange Halsketten, herunterhängende Seidenschals, hohe Absätze bei Schuhen.
Diese Linienführung streckt z.B. bei kurzem Oberkörper; geringer Körperlänge; molliger Figur; kurzen Beinen; kurzen Armen; kleinen Füßen; allen molligen Formen.

Versuchen Sie nicht krampfhaft, anders auszusehen, anders zu wirken oder zu sein, als Sie sind. Sie sollten sich wohl fühlen, sollten das Beste aus sich und Ihrer Figur machen.

Uni sowie Ton-in-Ton

Einfarbige Flächen wirken größer als mehrfarbige – und sie machen schlanker. Nutzen Sie diese streckende Wirkung, wenn Sie klein sind; mollig sind; bestimmte Figurbereiche überspielen wollen.

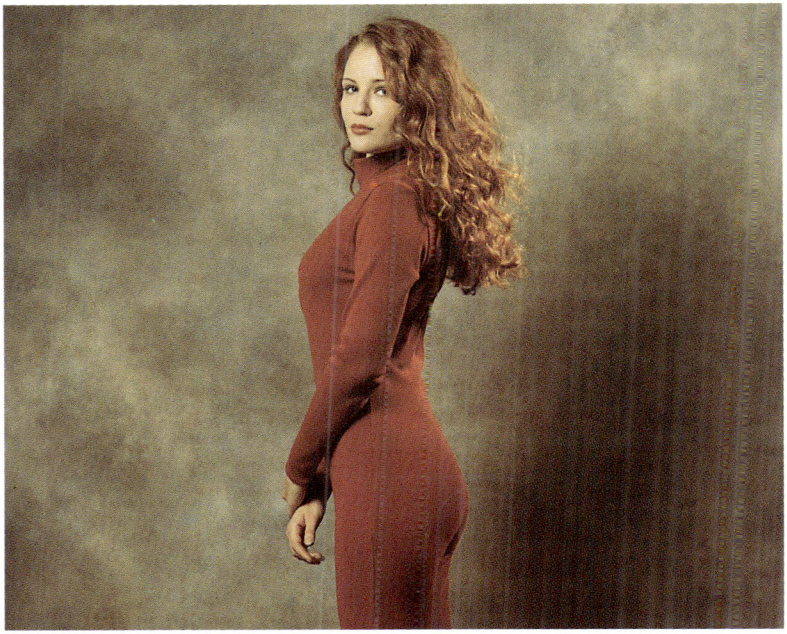

Schlank machend wirkt eine Ton-in-Ton-Kombination oder unifarbene Kleidung.

Farbliche Unterteilungen

Sie lassen eine Fläche kleiner und breiter wirken. Zweifarbigkeit ist also angebracht, wenn Sie sehr groß sind; zu dünn sind; sehr lange Beine/große Füße haben.

Zusätzliche Fülle

Raffungen, Rüschen, Volants, bauschige Drapierungen, strukturierte oder flauschige Stoffe (Grobstrick, Angora) und Zierelemente (Applikationen) tragen auf.
Dies ist ein gewünschter Effekt an den Stellen, wo Sie sich zu dünn fühlen: schmalen, abfallenden Schultern; dünnen Oberarmen; kleinem Busen; zu flachem Po; dünnen Beinen.

Berücksichtigen Sie immer folgende Punkte: Ihr Oberteil sollte nie an der breitesten Stelle Ihrer Hüfte enden – die waagerechte Saumlinie lässt Sie dort nämlich noch breiter wirken. Vorteilhafter ist – je nach Figur – ein höherer (Taille) oder tieferer Übergang (Oberschenkellänge). Auch Röcke sollten nie an der kräftigsten Stelle des Beines aufhören!

Glatte, nicht auftragende Stoffe

Diese sollten überall dort getragen werden, wo Sie Üppiges überspielen wollen. Die Stoffe sollten aber Griff haben, damit sich nichts abzeichnet: bei zu breiten Schultern; großem Busen; kräftigen Armen; breiten/molligen Hüften; sichtbarem Bauchansatz; rundem Po; kräftigen Oberschenkeln.

Gedämpfte, dunkle, matte Farben

Sie bleiben optisch im Hintergrund und verstecken Problemzonen, beispielsweise: einen sehr molligen Oberkörper; breite Hüften; kräftige oder kurze Beine.

Helle, lebhafte Farben und Muster

Sie sind ein echter Blickfang. Also immer dort platzieren, wo Sie sich's leisten können, vor allem: im Gesichtsbereich; am Oberkörper; an den Beinen.

Die perfekte Garderobe

Ein voller Schrank, aber nichts anzuziehen? Vielen Frauen geht es so, doch das muss nicht sein. Mit wenigen, aber richtigen Kleidungsstücken haben Sie viele Kombinationsmöglichkeiten. Nicht die Anzahl, sondern die geschickte Auswahl ist entscheidend.
Im Folgenden erfahren Sie, wie Sie sich eine Garderobe zusammenstellen, die wirklich »maßgeschneidert« für Sie ist. Dafür brauchen Sie sich nicht von Ihrer jetzigen Kleidung trennen, sondern sie lediglich gezielt auswählen, aussortieren und sinnvoll ergänzen.

Die optimale Garderobe enthält ausschließlich typgerechte Stücke in Bezug auf Farbe, Stil und Figur. Der Grundstock sind Basics, die sich leicht immer wieder neu kombinieren lassen. Mit Accessoires können Sie für Abwechslung sorgen. So sind Sie für alle Anlässe in Ihrem Leben bestens gerüstet.

Ihr Kleiderschrank – (k)ein Buch mit sieben Siegeln

Eine Garderobe, mit der Sie etwas anfangen können, besteht aus verschiedenen Einzelteilen, die Sie gut miteinander kombinieren können. Natürlich sollten Farben und Materialien zu Ihrem Typ passen, die Kleidungsstücke Ihrem Lebensstil entsprechen. Im Lauf der Jahre sammeln sich im Kleiderschrank die Lieblingsstücke, die manchmal schon ganz abgetragen sind; die Schnäppchen, die eigentlich zu nichts gepasst haben; dann gibt es Kleidungsstücke, die fast schon Erinnerungswert haben, die an flippige oder traurige Phasen in der Vergangenheit erinnern.
Damit Sie eine Übersicht bekommen und Platz schaffen, sollten Sie es sich zur Regel machen, einmal im Jahr den Inhalt Ihres Kleiderschranks kritisch unter die Lupe zu nehmen, damit er kein Schrank mit sieben Siegeln bleibt. Wir gehen in drei Schritten vor.

Sie wissen heute, was Ihnen am besten steht. Kaufen Sie nur noch die Kleidung, die Ihrem Typ entspricht. Alles andere wäre nur eine Fehlinvestition.

Schritt 1: Was sehen Sie in Ihrem Schrank?

Diese kleine Übung wird Ihnen sicher Spaß machen. Stellen Sie sich vor Ihren Kleiderschrank, und betrachten Sie ihn so, als wäre er Ihnen völlig fremd.

Öffnen Sie ihn. Welchen Gesamteindruck macht er auf Sie?
Wenn Sie Ihren Schrankinhalt als übersichtlich, ordentlich und vielseitig beschreiben – prima! Vielleicht haben Sie aber einen anderen Eindruck: unordentlich, unübersichtlich, überfüllt, langweilig, einfarbig, sehr bunt, wie Kraut und Rüben … Dies zeigt deutlich, dass Ihre Garderobe nicht optimal zusammengestellt ist.

Schritt 2: Die Bestandsaufnahme

Tip: Eine solche kleine Inventur können Sie auch bei Accessoires wie Schuhen, Modeschmuck und Handtaschen durchführen.

Nun kommen wir zu den Details. Stellen Sie sich wieder vor Ihren offenen Schrank. Bitte nehmen Sie sich mindestens eine Stunde Zeit, und schaffen Sie genug Platz um sich herum, damit Sie einzelne Kleidungsstücke ausbreiten können. Am besten, Sie halten Ihre Antworten auf die folgenden Fragen schriftlich fest.

1. Welche Linienführung überwiegt (z.B. schlichte, strenge Schnitte; bequeme Schnitte etc.)?
2. Gibt es bestimmte Farben, die eindeutig vorherrschen? Oder finden sich bei Ihnen alle Farben im Schrank? Hier können Sie eine Strichliste für die einzelnen Farben machen.
3. Wie viele Blusen, Shirts, Pullis, Tops und Oberteile haben Sie – und wie viele Hosen, Röcke, Kleider etc.?
4. Wie steht es mit Berufs- und Freizeitkleidung? Überwiegt ein Bereich, oder ist alles ausgewogen verteilt? Oder gibt es gar keine Trennung?

Ein Tip: Den besten Überblick verschaffen Sie sich, wenn Sie Ihre Kleidungsstücke getrennt nach Zweck aufhängen. So können Sie auf einen Blick erkennen, wie viel Teile für den Beruf, wie viel Teile für die Freizeit Sie besitzen.

5. Gibt es Stoffe und Farben, mit denen Sie gar nicht klarkommen?
6. Gibt es Kleidungsstücke, die repariert oder gereinigt werden müssen? Finden Sie Sachen, die nicht mehr richtig passen oder altmodisch sind?
7. Sehen Sie Teile, die Sie seit über einem Jahr nicht mehr angezogen haben (ausgenommen: Kleider für besondere Anlässe, z. B. Ballkleid)?

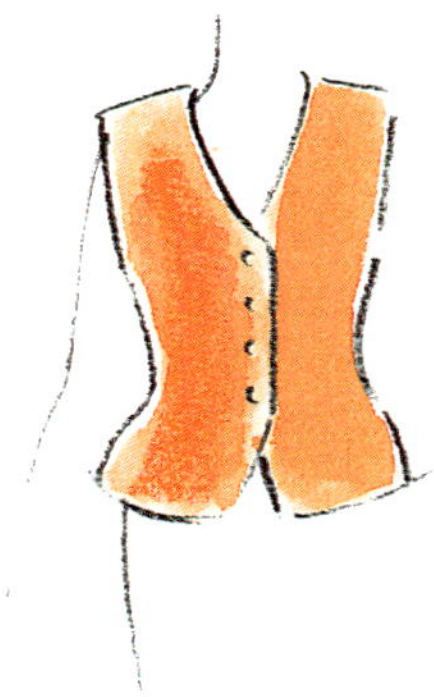

Mit einer Weste haben Sie viele Kombinationsmöglichkeiten.

Auswertung

1. Im Vorhergehenden haben Sie erfahren, was Ihnen am besten steht. Mustern Sie Unvorteilhaftes aus – es gibt keinen einzigen Anlass, um schlecht auszusehen!
2. Stellen Sie Ihre Kleidung allmählich auf Ihre Farbpalette um. Wenn Sie sich bisher auf eine oder wenige Farben beschränkt haben: Seien Sie mutig – bekennen Sie Farbe!
3. Wenn Sie mehr Oberteile haben als Röcke und Hosen, haben Sie gute Variationsmöglichkeiten.
4. Grundsätzlich sollten Sie die meisten Kleidungsstücke für den Zweck haben, der die meiste Zeit in Ihrem Leben beansprucht: bei berufstätigen Frauen also Kleidung für den Beruf, bei Studentinnen legere Bekleidung, für Mütter zweckmäßige, praktische Stücke.
Kleidung für Beruf und Freizeit sollten Sie grundsätzlich immer getrennt halten.
5. Wahrscheinlich kennen Sie inzwischen die Ursachen, wissen, woran es liegt: Die Farbe steht Ihnen nicht, der Stoff passt nicht zu Ihrem Stil oder trägt ausgerechnet an den Hüften auf …
6. Bitte sortieren Sie diese Kleidungsstücke aus, damit sie später auf ihre Nützlichkeit geprüft werden können. Abgetragene Kleidung geben Sie am besten in die Altkleidersammlung.
7. Was Sie so lange nicht mehr getragen haben, werden Sie vermutlich auch jetzt nicht mehr anziehen; es nimmt nur Platz weg. Trennen Sie sich am besten von diesen Stücken.

Überlegen Sie genau, ob Sie Änderungskosten in alte Kleidungsstücke investieren wollen. Auch Kleidung, die viel zu eng oder zu weit ist, passt Ihnen wahrscheinlich – wenn überhaupt – erst wieder, wenn sie längst veraltet und nicht mehr modisch ist.

Schritt 3: Was Sie wirklich brauchen

Wenn Sie berufstätig sind

Wie wollen Sie wirken: kompetent, vertrauenswürdig, kreativ …? Gibt es (heimliche) Kleidervorschriften an Ihrem Arbeitsplatz: Kostüme, Modisches, Wetterfestes, Kittel, Uniformen …?
Für die meisten Büroberufe ist das Kostüm (oder eine Kombination aus Rock und Blazer) nach wie vor die erste Wahl. Inzwischen werden fast überall auch klassische, elegante Hosen oder Hosenanzüge ak-

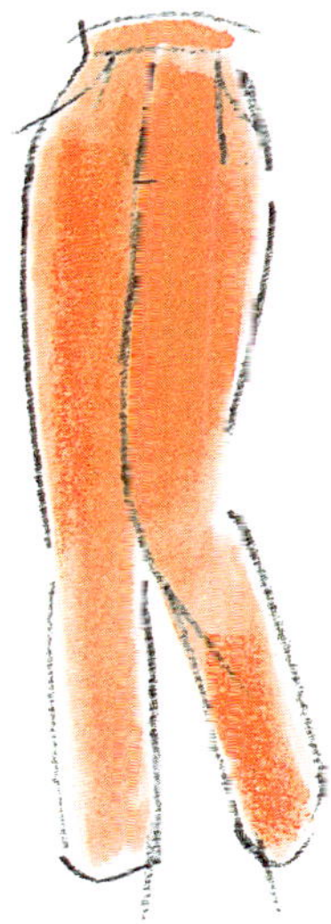

Eine gerade geschnittene Hose in der richtigen Farbe passt zu vielen Jacken und Blazern.

Wenn die Kleidervorschriften in Ihrem Betrieb sehr streng sind, verleihen Sie durch Accessoires Ihrer Kleidung die persönliche Note.

zeptiert. Darüber hinaus sind allgemeine Ratschläge kaum möglich, denn das jeweilige Firmenimage wird geprägt von der Branche, den Produkten, von Standort, Kunden usw.

Wenn Ihre Lieblingsstücke (z. B. Hosen) auch für Ihren Beruf passen – wunderbar! Gerade auch in Ihrer Berufskleidung wollen Sie sich ja richtig wohl fühlen.

Die Grundlage Ihrer Garderobe sind Basis- oder neutrale Farben. Wählen Sie mindestens zwei Herbstfarben, die Ihnen besonders gut stehen.

Mit Accessoires bringen Sie die persönliche Note in Ihren Kleidungsstil, gleichzeitig vergrößern Sie damit die Variationsmöglichkeiten für Ihre Basisgarderobe.

Wenn Sie zu Hause arbeiten

Als Hausfrau oder Mutter brauchen Sie eine pflegeleichte Kleidung für den Alltag. Manchmal wollen Sie sich aber auch schön machen, ohne viel Aufwand treiben zu müssen. Am besten, Sie unterteilen Ihre Garderobe in die folgenden zwei Gruppen.

Empfehlenswerte Stoffqualitäten für den Alltag sind – unabhängig von Stil und Figur – Jeans, Kord, Jersey, Strickstoffe, Viskose und Naturfasermischungen.

Kleidung für jeden Tag

Robuste, waschbare, kinderfreundliche, bequeme Stücke. Diese Kleidung für die Arbeit sollte den größten Teil Ihrer Garderobe ausmachen. Bitte tragen Sie nicht nur Ihre alten, ausgeleierten T-Shirts und verwaschenen Jeans, die eigentlich in die Altkleidersammlung gehören: Sie fühlen sich auch zu Hause nicht wohl in solcher Kleidung! Kaufen Sie flotte Freizeitmode, die sich gut kombinieren lässt und in der Sie hübsch und gepflegt aussehen.

Kleidung für besondere Anlässe

Gönnen Sie sich auch einige etwas feinere Stücke. Tragen Sie solche Kleidung immer dann, wenn Sie besonders attraktiv aussehen wollen. Sie könnten sich beispielsweise eine gut geschnittene Hose oder einen Rock zulegen, dazu weiche Pullover und Blusen. Auch in einem schlichten Strickkleid oder in einer Strickkombination sind Sie immer gut angezogen und sehen schick aus. Alltagskleidung und Kleider für besondere Anlässe dürfen zwar hin und wieder kombiniert werden, beispielsweise kann ein toller Angorapulli mit einer einfachen Kordhose getragen werden. Grundsätzlich sollten Sie aber beide Gruppen getrennt halten, da Sie sonst Ihre besonderen Stücke im Lauf der Zeit zur Alltagsgarderobe machen würden.

Bausteine für eine optimale Garderobe

Haben Sie schon aufgeschrieben, welche Kleidungsstücke Ihnen noch fehlen? Eine Hilfe, wie Sie Ihr persönliches Ziel Schritt für Schritt erreichen können, gibt Ihnen unser Baukastensystem mit dem Motto »Aus 9 mach 50«, das Sie in der rechten Spalte finden.

Ideale Basisteile Ihrer Garderobe:

1. Jacke mit Revers
2. Jacke ohne Revers
3. Langarmbluse ohne Kragen
4. Langarmbluse mit Kragen
5. Weste
6. Längerer Rock
7. Kurzer bis normallanger Rock
8. Hose
9. Seidentuch

Stimmen Sie alles auf Figur und Stilrichtung ab

Hier ein paar Beispiele für individuelle Abwandlungen.

- Unabhängig vom Stil können Sie statt vier Einzelstücken einen Hosenanzug und ein Kostüm kaufen, vielleicht das eine Modell in einem feineren, das andere aus strukturiertem Stoff.
- Als Romantikerin brauchen Sie eine feminine Jacke mit Taillierung, weicher Schulterkontur und Samtkragen. Ein glockig geschnittener Rock sieht sehr schick dazu aus.
- Wenn Sie die natürliche Stilrichtung verkörpern, kaufen Sie lieber statt zwei Röcken nur einen, dafür eine Hose mehr. Anstelle einer zweiten Bluse wählen Sie einen Pulli usw.
- Wenn Sie mollig sind: Eine einreihig geknöpfte Jacke macht schlanker als eine doppelreihige.
- Zeigen Sie gerne Bein? Dann dürfen die Röcke ruhig kurz ausfallen, vielleicht der eine schmal, der andere weit.
- Wenn es Ihre Figur erlaubt, wählen Sie unterschiedliche Längen für beide Jacken.

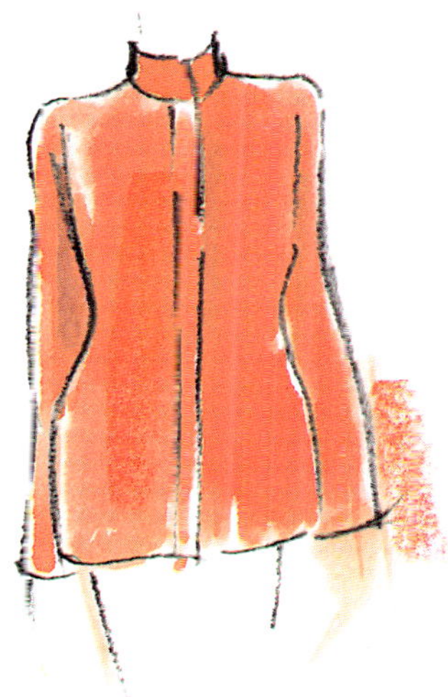

Eine Langarmbluse mit Stehkragen kleidet große Frauen gut.

Von Kopf bis Kragen

Für optische Korrekturen gibt es drei Grundregeln:
1. Waagerechte Linien verbreitern und verkürzen.
2. Senkrechte und diagonale Linien verschmälern und verlängern.
3. Geschwungene Linien vermitteln einen sanften und weiblichen Eindruck.

Jedes Gesicht ist einzigartig – zum Glück! Wir möchten Ihnen Mut zum eigenen Typ machen. Wenn Sie die Grundform Ihres Gesichts kennen, wissen Sie, was Ihnen am besten steht.
Schminken Sie sich bitte ab, und frisieren Sie die Haare straff nach hinten. Ermitteln Sie nun anhand der folgenden fünf Grundtypen Ihre individuelle Gesichtsform.

Die unterschiedlichen Gesichtsformen

Das ovale Gesicht gilt als klassisch schön. Dieses Ideal erreichen wir bei den übrigen Gesichtsformen mit optischen Tricks. Frisur, Brille, Ohrschmuck, Ketten, Halstücher, Form des Ausschnitts und das Make-up sind unsere Hilfsmittel.

Das ovale Gesicht

Die wenigsten Frauen haben eine ovale Gesichtsform. »In« sind heute eher ausdrucksstarke, eckige Züge, die Selbstbewusstsein und Power vermitteln. Schauen Sie die Models genau an.

Merkmale: Das Gesicht ist insgesamt eiförmig. Die breiteste Stelle liegt seitlich der Wangenknochen, von dort aus verjüngt sich das Gesicht nach oben und unten. Haaransatz und Kinnlinie bilden ein deutliches Oval. Da es bei Ihnen nichts zu korrigieren gibt, können Sie alles tragen, was Sie wollen!

Das runde Gesicht

Merkmale: Das Gesicht ist füllig und erinnert an einen Kreis. Typisch ist der volle, breite Wangenbereich. Die Stirn ist eher niedrig. Höhe und Breite des Gesichts sind etwa gleich. Im Gegensatz zum quadratischen Gesicht hat es keine deutlichen Kanten.

Ziel: Das Gesicht optisch schmaler und länger erscheinen lassen.
Frisur: Fülle und Höhe an Stirnpartie/Oberkopf bei schmaler Wangen-Ohr-Partie sind vorteilhaft. Bei Kurzhaarfrisuren sollte der Nacken schmal sein. Ziehen Sie die Haare möglichst etwas über die Wangen. Lange Haare sollten eher glatt getragen werden, und Locken sind akzeptabel, sofern sie nicht zu bauschig ausfallen. Günstig ist ein Seitenscheitel, der diagonal in Richtung Kopfkrone verläuft, am besten in Kombination mit einem asymmetrischen Schnitt. Ein Mittelscheitel kommt nur infrage, wenn Stirn und Wangen bedeckt sind.
Brille: Keine Brille mit Querbetonung! Sehr vorteilhaft sind große, eckige Modelle mit Betonung der Senkrechten oder schmalere Brillen, die schmetterlingsförmig nach oben gezogen sind.
Ohrschmuck: Am besten sind längliche oder asymmetrische Formen. Hänger strecken das Gesicht, auch geometrisch-eckige Modelle schaffen einen Ausgleich. Wenn Sie lieber Clips direkt am Ohrläppchen mögen, beachten Sie bitte, dass Sie keine zusätzliche Verbreiterung durch runde Formen schaffen.
Ketten, Tücher, Schals: Sie sollten lang hängend getragen werden. Bitte nicht in die Breite drapieren.
Ausschnittformen: V-Ausschnitt, tiefe Ausschnitte, Hemdblusenausschnitt. Keine Rollkragen (vor allem nicht bei kräftigem kurzen Hals) und Schildkrötkragen.
Make-up: Betonen Sie die Diagonale im Augen- und Rougebereich.

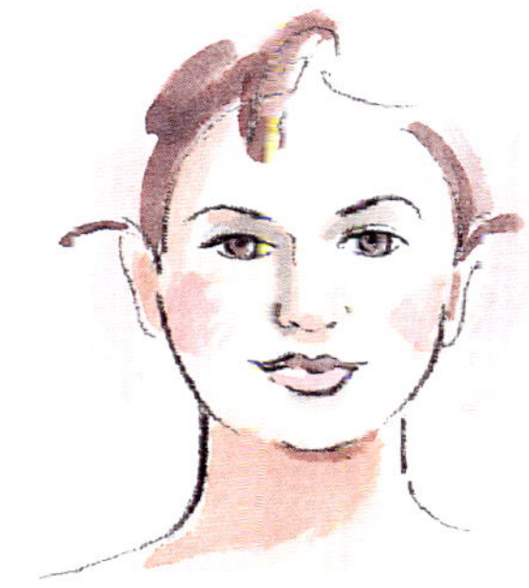

Das runde Gesicht lässt sich durch Make-up modellieren.

Das eckige (quadratische) Gesicht

Merkmale: Eckiger Haaransatz, die Kieferpartie ist mehr oder weniger kantig. Die Seitenpartie von der Stirn über Wangen zum Kinn verläuft ziemlich gerade und senkrecht. Der Nasen-Wangen-Bereich ist etwas verkürzt. Das Gesicht ist etwa so breit wie hoch.
Ziel: Das Gesicht weicher und etwas länger erscheinen lassen.
Frisur: Betonen Sie Ihren Oberkopf durch Volumen – vermeiden Sie Fülle in der Nähe des Kiefers. Stufenschnitte, die das Gesicht weich umspielen, stehen Ihnen wunderbar. Auch asymmetrische oder un-

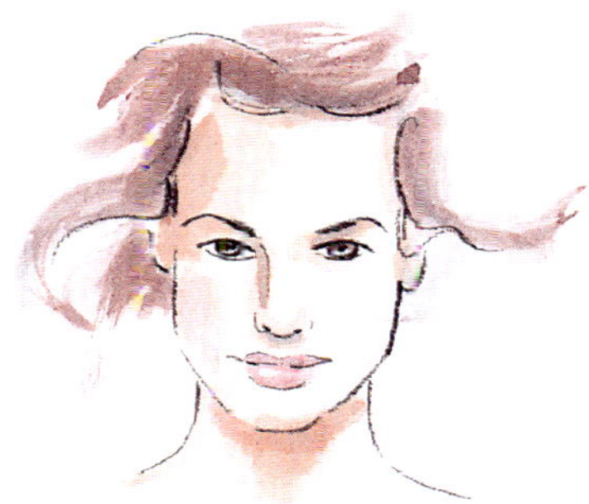

Das eckige Gesicht wirkt durch eine geeignete Frisur weicher.

terbrochene Linien schmeicheln Ihnen. Immer ein paar Ponyfransen oder Locken in die Stirn ziehen. Locken können so weit ins Gesicht fallen, dass sie eckige Partien bedecken. Kein tief angesetzter Scheitel!
Brille: Suchen Sie nach abgerundeten oder ovalen Fassungen, die den Brauenbogen nachzeichnen. Keine Querbetonung!
Ohrschmuck: In der Regel sind abgerundete Formen und Hänger am günstigsten.
Ketten, Tücher, Schals: Betonung der Senkrechten, also hängend. Je nach Stil auch weich drapiert.
Ausschnittformen: Beim viereckigen Gesicht ist häufig der Hals kurz und kräftig. Tragen Sie keine eng anliegenden Kragen oder gar Rollkragen. Am besten sind runde Formen mit senkrechter Betonung, Hemdblusenkragen, Cardiganschnitte.
Make-up: Bräunliches Rouge auf Stirn und Kinn lässt die Ecken weicher erscheinen. Sonst: siehe unter »Das runde Gesicht«, Seite 48f.

Formen, die Sie eher kaschieren möchten, sollten auch nicht im Bereich der Accessoires auftauchen. Beispiel: Bei einem kantigen Kinn besser keine eckigen Ohrringe verwenden.

Variante

Das rechteckige Gesicht ist lang und schmal, also deutlich höher als breit. Sorgen Sie durch Betonung der Waagerechten für optische Verbreiterung. Weiche Linien mildern das Kantige.

Das dreieckige (herzförmige) Gesicht

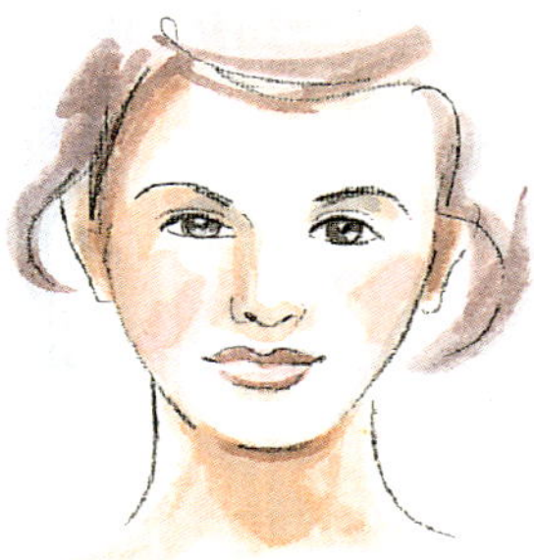

Die Frisur kann einen harmonischen Ausgleich bei einer dreieckigen Gesichtsform schaffen.

Merkmale: Zu erkennen an der auffällig breiten, oft kastenförmigen Stirn. Auch der Haaransatz ist breit mit ausgeprägten Ecken. Das Gesicht verschmälert sich von den Wangen aus stark nach unten. Das Kinn ist deutlich ausgeprägt und etwas spitz oder lang. Denken Sie an eine Herzform: oben breit, unten schmal.
Ziel: Der Stirnbereich soll schmaler und runder, das Kinn weicher wirken.
Frisur: Wir schaffen einen Ausgleich durch Umkehrung des Dreiecks: also schmal, mit Pony, im Stirnbereich, füllig am Kiefer. Günstig sind außerdem ein hoch angesetzter Scheitel, weiche Linien und keine zu hohe Frisur.

Brille: Die »Pilotenform« mit ihren Varianten – oben gerade, unten tropfenförmig – ist für Sie optimal.
Ohrschmuck: Er darf seitlich »auftragen«. Runde oder eckige Formen, am besten flächig verarbeitet.
Ketten, Tücher, Schals: Bevorzugen Sie abgerundete Formen.
Ausschnitt/Kragen: Eher mit Querbetonung.
Make-up: Modellieren Sie die Stirn seitlich zum Haaransatz mit einem bräunlichen Rouge. Meiden Sie dunkle Lippenstifte, ideal sind helle bis mittlere Töne mit Glanz.

»Ausgleich« ist die Devise.
1. Wo etwas fehlt, sollten Sie Fülle schaffen.
2. Lenken Sie von den Stellen ab, die zu üppig sind.

Das trapezförmige Gesicht (Rautenform)

Merkmale: Die breiteste Stelle sind die Wangen. Von hier verschmälert sich das Gesicht nach oben und unten.
Ziel: Ausgleich zwischen Stirn und Wangenpartie.
Frisur: Stirn durch viel Fülle betonen! Sehr günstig ist ein weicher Ponyschnitt mit seitlichen Spitzen. Verschmälern Sie Ihre Wangen, indem Sie diesen Bereich inklusive der Ohren mit Haar bedecken.
Brille: Am oberen Rahmenteil tut Ihnen eine Querbetonung gut, die sich tropfenförmig bis leicht in die Wangen hinunterzieht (Pilotenbrille). Nach unten sollte die Brille nicht zu schmal werden.
Ohrschmuck: Ideal sind tropfenförmige Stücke.
Ketten, Tücher, Ausschnittformen: Betonen Sie eher die Waagerechte mit abgerundeten Übergängen. Vermeiden Sie V-Ausschnitte.

Das Make-up wird wie beim dreieckigen Gesicht aufgetragen.

Mischformen

Haben Sie sich in diesen fünf Typen nicht wieder gefunden? Wahrscheinlich ist Ihr Gesicht – wie bei vielen Frauen – eine Mischung verschiedener Formen. Fragen Sie sich: Welchen Ausgleich braucht mein Gesicht, um oval zu wirken? Auch Ihre Stilrichtung ist wichtig: Wenn Sie eine »dramatische« Persönlichkeit mit rechteckigem Gesicht sind, wollen Sie vielleicht gerade Ihre »Ecken und Kanten« betonen? Verlassen Sie sich ruhig auf Ihr Gefühl!

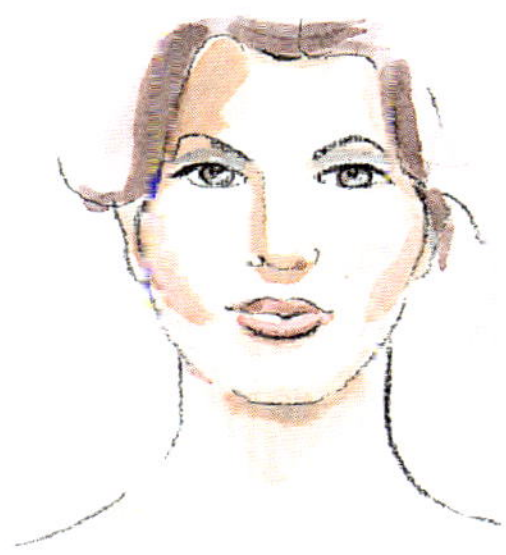

Auch ein trapezförmiges Gesicht lässt sich optisch durch die richtige Haarform verschönern.

Make-up bis Schmuck

Zu einem gepflegten Äußeren gehört mehr als nur eine farblich gut abgestimmte Garderobe, die Ihrem Typ entspricht.

Das sind Ihre Make-up-Farben

Wenn Sie überhaupt kein Make-up mögen, dann sollten Sie wenigstens eine getönte Tagescreme verwenden. Testen Sie, ob die Farbe mit Ihrem Hautton harmoniert.

Auch wenn Sie wenig Zeit haben – auf ein kleines Tages-Make-up sollten Sie nicht verzichten. Sie werden sehen: Es steigert das gesamte Wohlbefinden! Folgendes empfehlen wir zur Grundausstattung.

Grundierung

Geeignete Farben sind u. a. Elfenbein, Mittel- bis Goldbeige oder mittlere Pfirsichtöne. Wählen Sie das Make-up eher einen Hauch heller, als Ihr natürlicher Teint ist.

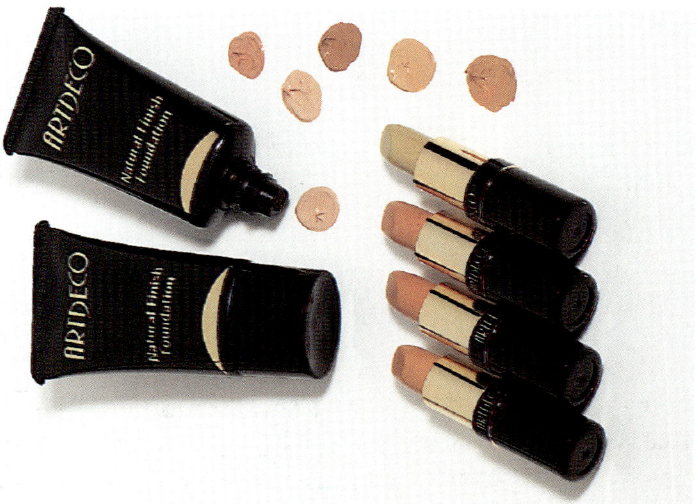

Mit einem dezenten Make-up sehen Herbstfrauen immer gut und gepflegt aus.

Abdeckstift

Mit hautfarbenen oder etwas helleren Stiften können Sie Hautirritationen und Unreinheiten verschwinden lassen. Gegen Augenringe sind halbflüssige Produkte ideal (Eyeconcealer). Übrigens: Rötungen deckt man am besten mit einem zartgrünen Spezialstift ab.

Nicht die Anzahl der Farben ist wichtig – die richtigen Farben sollten es sein, mit denen Sie sich verschönern. Besser, Sie haben ein Ton-in-Ton-Set als viele verschiedene Farben, die Sie nicht kombinieren können.

Puder

Ein gelblich beiger Transparentpuder mattiert und fixiert Ihr Make-up für viele Stunden. Er ist auch wichtig, damit Sie die folgenden Produkte sauber auftragen können.

Brauenstift

Herbstfrauen haben oft helle Brauen und Wimpern: Mit etwas Farbe in diesem Bereich gewinnt ihr Gesicht enorm an Ausdruck. Ihre besten Farben sind je nach Haarfarbe mattes Braun, Beige oder Graubraun. Ein Tip: Profis nehmen häufig hierfür matte Lidschatten, dann wird die Brauenbetonung noch dezenter.

Ihre Augen sind wahrscheinlich schon ungeschminkt sehr ausdrucksvoll. Aber mit einem mittleren bis dunklen und einem hellen Lidschatten bringen Sie Ihren Blick so richtig zum Strahlen.

Lidschatten

Schön sind warme Beigetöne, Gold, Goldgrün, Messing und erdige Brauntöne. Als Akzentfarbe eignen sich beispielsweise Dunkelbraun, Olivgrün, Petrol, Kupfer und Bronze.

Kajalstift

Wählen Sie zwischen mittleren bis dunklen Braun-, Petrol-, Grün- und Graugrüntönen. Zu hellen Augen passt oft Hellgrün oder Türkis. Statt Kajal können Sie flüssigen Lidstrich benutzen, der allerdings bei weichen Kontaktlinsen ungeeignet ist. Manche Kajals lassen sich wunderbar verwischen wie Lidschatten.

Wimperntusche

Hier dürfen Sie guten Gewissens zu Schwarz greifen, denn dies lässt Ihre Augen am intensivsten strahlen. Wenn Sie ein heller Herbsttyp sind, wirkt ein mittleres bis dunkles Braun natürlicher.

Wangenrouge

Fragen Sie sich beim Schminken: Was wollen Sie besonders hervorheben? Wenn Sie die Augen besonders betonen wollen, dann sollte der Lippenstift nicht zu kräftig sein. Sollen die Lippen auffallen, dann lieber weniger Farbe um die Augen.

Greifen Sie zu etwas dunkleren, erdhaften Tönen: kräftiges Pfirsichrosa, Terrakotta und ein warmes Braunrot. Wenn Sie sehr blass sind, pudern Sie diese Farben nur hauchzart auf oder halten nach einem Rouge Ausschau, das ganz leicht ins Orange geht. An welche Stelle Ihr Rouge hinkommt, lesen Sie auf Seite 48ff. und 56.

Konturen- und Lippenstift

Betonen Sie Ihren Mund mit kräftigem Feuerrot, Orangerot, Ziegelrot, Hummerrot, Rostrot, Kupferrot oder – wenn Ihnen das zu auffällig ist – mit bräunlichen Nuancen wie auch bräunlichem Rosa und kräftigen Lachstönen. Ein Konturenstift in der gleichen Farbe oder etwas dunkler ist kein Muss, sieht aber professionell aus.

Nagellack

Hände sprechen Bände: Untersuchungen haben gezeigt, dass gepflegte Hände eine große Rolle bei der Beurteilung eines Menschen spielen.

Schöne, gepflegte Hände sind das i-Tüpfelchen Ihrer Erscheinung. Zumindest einen unauffälligen Klarlack oder einen Lack in einem natürlichen Beigeton sollten Sie immer auftragen. Die »French Manicure«, eine dezent-edle Maniküre mit hautähnlicher Lackfarbe und weißen Nagelrändern, wird vor allem klassischen Frauen gefallen. Farbige Lacke sollten Ihren Farben entsprechen und zu den Lippenstiftfarben passen. Je klarer und auffälliger der Lack, desto präziser muss er aufgetragen sein. Grundsätzlich passen zu kleinen Händen helle bis mittlere Farben. Ein absolutes Tabu: abgesplitterter Lack!

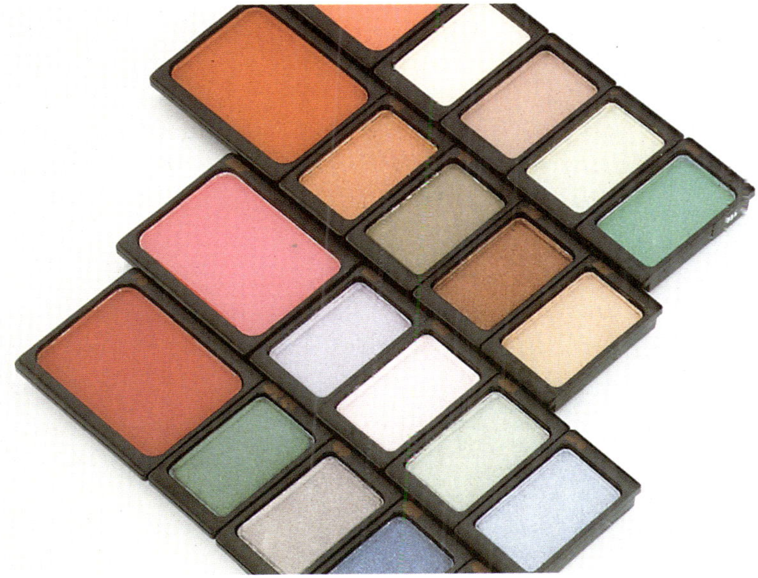

Die Farben der dekorativen Kosmetik sollten immer typgerecht sein. Die zweite Reihe von oben zeigt Farben für den Herbsttyp.

Kosmetik – speziell für Ihren Typ

Wer sich langes Suchen und Fehlgriffe ersparen will, greift zu Produkten, die komplett auf die vier Jahreszeiten abgestimmt sind. Ideal ist das Sortiment »Arabesque«, das exklusiv bei Farbberaterinnen und ausgewählten Kosmetikinstituten erhältlich ist. Alternativ kann die Marke »Artdeco« verwendet werden, bei der viele Produkte farbtypgerecht kombiniert werden können.

Auch beim Make-up gilt: Übung macht den Meister. Je häufiger Sie sich schminken, desto weniger Zeit benötigen Sie dafür, und desto selbstverständlicher wird es.

Ihr Tages-Make-up Schritt für Schritt

Auch wenn Sie wenig Zeit haben – auf ein kleines Tages-Make-up sollten Sie nicht verzichten. Probieren Sie es einmal aus: Sie werden sehen, es steigert Ihr gesamtes Wohlbefinden! Für ein komplettes Make-up wie das hier gezeigte sollten Sie 10 bis 15 Minuten einplanen. Sie können das Ganze natürlich nur auf die Schritte reduzieren, die Ihnen am wichtigsten sind.

Rouge perfekt auftragen: Schauen Sie geradeaus in den Spiegel, und tragen Sie das Rouge entlang den Wangenknochen auf. Beginnen Sie unter dem äußeren Rand der Iris, ziehen Sie die Farbe nach außen bis zum Haaransatz, etwa oberhalb der Ohrenhöhe. Verwischen Sie das Rouge weich nach unten – in Tropfenform.

Vor dem Schminken cremen Sie bitte Ihr Gesicht wie gewohnt ein. Zehn Minuten einziehen lassen: Diese Zeit können Sie für andere Tätigkeiten nutzen.

1. Tragen Sie die **Grundierung** mit einem Schwämmchen oder den Fingerspitzen auf.

2. Falls noch Hautirritationen oder Unreinheiten sichtbar sind: mit einem **Abdeckstift** verschwinden lassen.

3. Gehen Sie mit einem dicken Pinsel voll **Transparentpuder** über das ganze Gesicht: an der Stirn beginnend, von oben nach unten. Der Puder fixiert Ihr Make-up für viele Stunden und ist wichtig, damit Sie die folgenden Puderprodukte sauber und haltbar anwenden können.

4. Bürsten Sie Ihre **Brauen** in Form. Meist vertragen sie eine leichte Korrektur oder Betonung: Stricheln Sie Ihre ideale Form dezent mit Lidschatten oder einem Brauenstift nach. Anschließend nochmals bürsten und vielleicht mit einem Wattestäbchen korrigieren.

5. Nun kommen die **Augen** an die Reihe, die Sie mit einem hellen bis mittleren **Lidschatten** zum Strahlen bringen.

6. Zum Betonen der Augenform eignet sich vor allem ein **Kajalstift**. Tragen Sie ihn am äußeren Lidrand, genau über den Wimpern, jeweils von der Augenmitte nach außen hin auf. Es sollte keine harte Linie geben, also entweder sanft verwischen oder gleich statt einer Linie kleine Pünktchen nebeneinander setzen, die ebenfalls ineinander gewischt werden.

7. Tuschen Sie nun Ihre **Wimpern**. Denken Sie auch an die Härchen am inneren unteren Augenwinkel. Ausrutscher können Sie sofort mit einem Wattestäbchen entfernen. Wer helle Wimpern hat, sollte mehrmals tuschen.

8. Nun modellieren Sie Ihr Gesicht mit **Wangenrouge**. Tragen Sie den Puder mit einem dicken Pinsel zunächst ganz zart auf. Verstärken können Sie ihn immer noch.

9. Ihren **Mund** sollten Sie immer mitschminken. Stricheln Sie Ihre Lippenkontur sorgfältig mit einem Konturenstift nach. Geben Sie sich vor allem beim Amorbogen in der Mitte der Oberlippe viel Mühe. Nun tragen Sie den Lippenstift mit einem Spezialpinsel auf.

10. Tuschen Sie eventuell nochmals Ihre Wimpern.
11. Noch haltbarer wird Ihr Make-up, wenn Sie es erneut überpudern.
12. Gehen Sie mit einem Handspiegel ans Tageslicht, und prüfen Sie, ob alle Farbübergänge gelungen sind. Sie wollen ja nicht angemalt aussehen, sondern auf natürliche Weise schön!

Ein Tages-Make-up darf nie grell und künstlich wirken!

Im Blickpunkt – schönes Haar

Manche Herbstfrauen haben absolute Traumhaare. Die rothaarige Schönheit mit beneidenswert üppiger Lockenmähne ist jedoch eher die Ausnahme. Weitaus häufiger als unser Bilderbuchbeispiel sind Haarfarben von Dunkelblond bis Dunkelbraun, die eher matt wirken können. Da dieser aschige Ton nicht mit Ihrem übrigen Kolorit harmoniert, dürfen Sie getrost mit Farben und Tönungen spielen.

Die Haare umrahmen Ihr Gesicht und beeinflussen damit ganz wesentlich Ihr Erscheinungsbild.

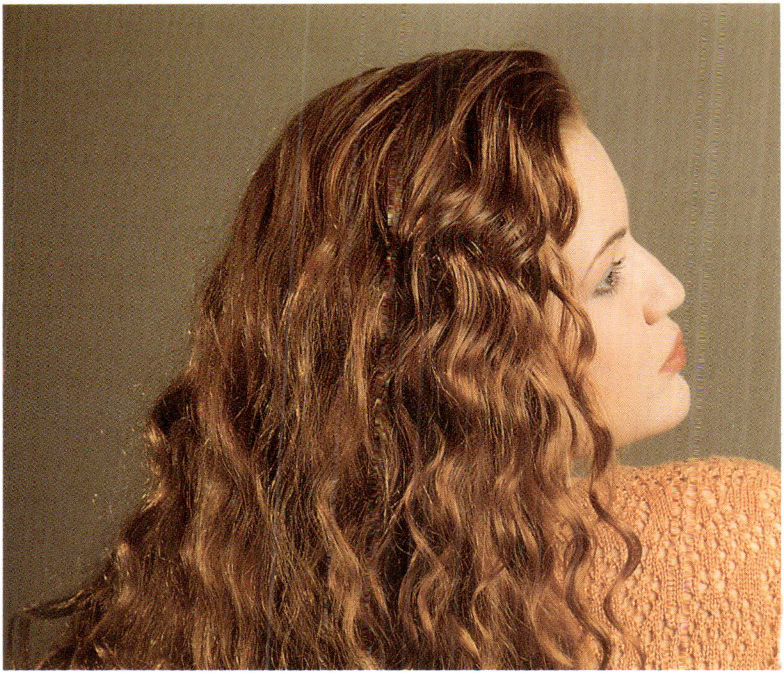

Glänzendes Haar ist immer schön, deshalb ist optimale Pflege ebenso wichtig wie die richtige Farbe.

Die richtige Farbe ist ganz wichtig

Der GOLDWELL-Haartip: Graues Haar lässt sich mit einer Färbung perfekt abdecken. Ein natürlicher Ton, ein bis zwei Nuancen heller als Ihre ursprüngliche Haarfarbe, schmeichelt Ihnen am meisten. Rottöne sollten eher sanft ausfallen, da sie auf weißem Haar leicht grell wirken können.

Wenn Sie Ihren Naturton auffrischen, ändern oder abdecken wollen, bedenken Sie: Nichts stört Ihre Ausstrahlung mehr als eine Haarfarbe, die nicht zu Ihrem Typ passt! Warme, satte, goldgrundige, mittlere bis dunkle Farben sind ideal für Sie. Ihnen stehen u. a. Goldtöne, Goldorange, Rotgold, Kupfergold, Rotbrauntöne und Braun.

Rötliche Glanzlichter

Sie sind ein echtes »Highlight« für matte Haarfarben und ersetzen mitunter eine komplette Färbung. Die Töne sollten wieder in Richtung Goldblond, Kupferrot oder Rotbraun gehen.
Auch Strähnchen sind möglich. Als Herbstfrau sollten Sie aber keine hellen Farben wählen, die von Ihrem kraftvollen Kolorit ablenken könnten, sondern unbedingt dunklere Töne. Feinere Strähnchen sind ideal für den natürlichen, klassischen und romantischen Typ. Fragen Sie nach der Tri-Color-Technik, mit der Profis arbeiten.

Ihre ersten grauen Haare werden Sie wahrscheinlich erst entdecken, wenn Sie die 40 weit überschritten haben. Da das eher kühl wirkende Grau dieser Übergangsphase oft nicht mit Ihren warmen Farben harmoniert, können Sie Ihr Haar eine Zeit lang kolorieren. Vollständig ergraut kann das Haar wieder sehr attraktiv aussehen.

So finden Sie Ihre Traumfrisur

Fast jede von uns kann ein Lied davon singen, wie langwierig die Suche nach dem richtigen Friseur sein kann. Die besten »Geheimtips« bekommen Sie meist von Frauen, die eine ähnliche Stilrichtung verkörpern wie Sie.
Im Idealfall ist Ihr Friseur mit der Farbberatung vertraut oder führt ein Sortiment, das auf die vier Jahreszeiten abgestimmt ist. Die Reihe »Colors in Harmony« von GOLDWELL bietet eine reiche Auswahl typgerechter Farben. Wenn Sie also mit Sicherheit sagen können, dass Sie ein Herbsttyp sind, kann in punkto Farbe nicht mehr viel schief gehen. Wenn Sie außerdem Ihre Gesichtsform kennen (siehe Seite 48ff.), Ihre Stilrichtung (siehe Seite 22ff.) und Ihre persönlichen Anforderungen (siehe Seite 7ff.) beschreiben können, werden Sie gemeinsam mit Ihrem Berater die beste Frisur für sich finden.

Durchblick beim Brillenkauf

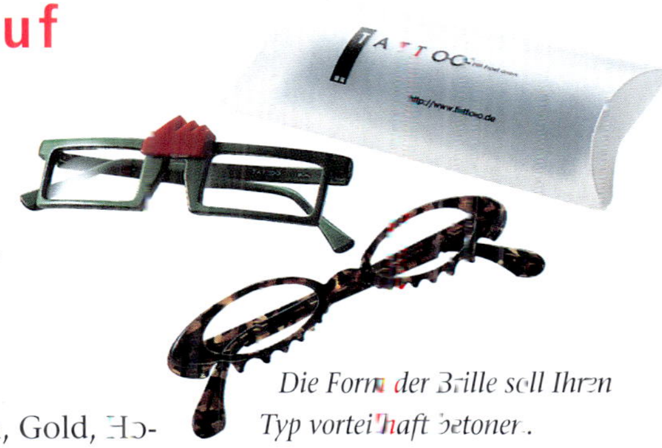

Die Form der Brille soll Ihren Typ vorteilhaft betonen.

Da eine Brille immer ein Blickfang (und eine Investition!) ist, verlangt sie besonders viel Sorgfalt bei der Wahl. Lassen Sie uns alle wichtigen Punkte durchgehen.

Absolutes Muss: Herbstfarben

Wir empfehlen Ihnen für das Gestell ein goldenes Braun, Gold, Honiggold, Kupfer, Petrol oder Grün. Metallrahmen sollten golden, bronze-, kupfer- oder messingfarben sein. Auch Büffelhorn und Kunststoff passen je nach Stilrichtung zu Ihnen.
Beige, Perlmutt oder ein warmes Hellgrau ist auch bei ergrautem Haar sehr schön. Wenn Sie getönte Gläser möchten: Verlangen Sie nach Brauntönen oder Pfirsichrosa.

Tragen Sie Naturmaterialien wie Leder, Horn, Knochen, Holz oder Keramik. Ethnoschmuck passt zu Ihnen, Sie können ruhig üppig auftragen!

Schmuck – etwas Persönliches

Es geht Ihnen sicher so wie uns: Zu keinem anderen Accessoire haben Sie eine ähnlich starke Gefühlsbindung wie zu Ihrem Schmuck. Um Ihre Schönheit zu unterstreichen, brauchen Sie Gelbgold, sattes Altgold, Antikgold, Rotgold, Kupfer, Messing oder Bronze. Wenn Sie mögen, tragen Sie auch Bi-Color-Stücke: Bei der Kombination von Gold und kühlem Weißgold, Silber und Platin sollte aber unbedingt der »warme« Anteil überwiegen.

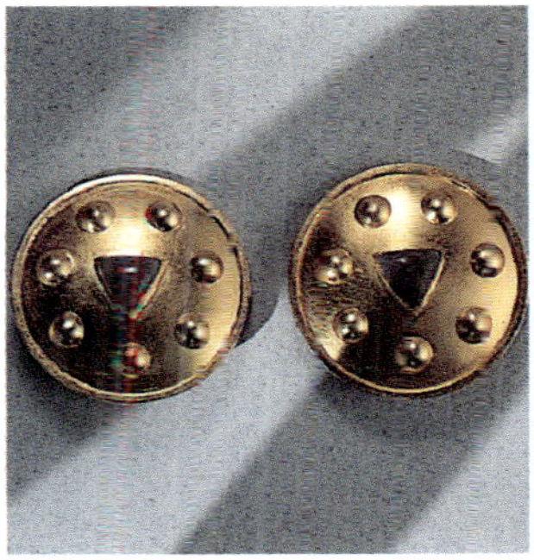

Modische Ohrringe in warmen Goldtönen schmeicheln dem Herbsttyp.

Edelsteine mit Strahlkraft

Jade, Bernstein, Achat, Granat, Koralle, Karneol, Jaspis, Amber, Peridot und Topas harmonieren mit Ihrem Typ. Der richtige Schliff erzeugt zusätzliche Brillanz. Auch Perlen sind zauberhaft, wenn sie cremeweiß bis golden schimmern.

Maßgeschneidertes Make-up

Sie haben keine Qual der Wahl, wenn Sie Farben aus der Palette Ihrer Jahreszeit verwenden.

Die in diesem Buch abgebildeten Kosmetika kommen aus dem Haus des Münchner Kosmetikunternehmens ARTDECO und seiner Tochterfirma ART PROFESSIONAL.
Die Produktlinie »Arabesque«, derzeit Marktführer in der typgerechten Farbkosmetik, wird von Kosmetikerinnen und Farbberaterinnen angeboten. Alle Artikel sind konsequent auf die vier Jahreszeitentypen zugeschnitten. Aufgrund einer Imageanalyse des Emnid-Institutes wurde »Arabesque« zur beliebtesten Marke im Bereich dekorativer Kosmetik in Kosmetikinstituten gewählt und erhielt 1997 den »Professional Beauty Award«.

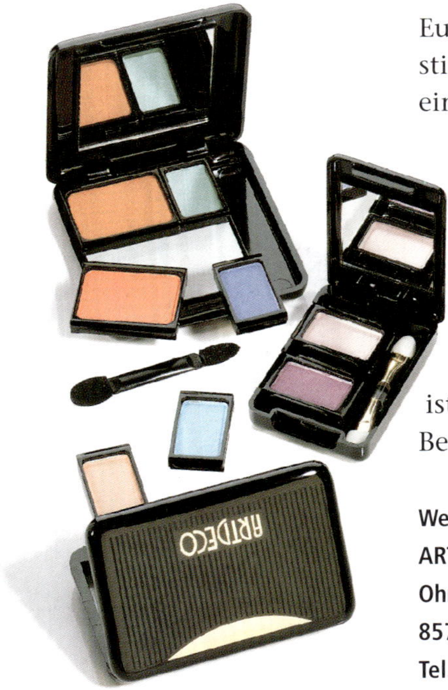

Europaweit im Fachhandel und in ausgewählten Kosmetikinstituten verbreitet ist die Kollektion ARTDECO, ebenfalls mit einer reichen Auswahl an typgerechter Farbkosmetik. Zweimal jährlich gibt es aktuelle Modefarben und -trends.

Besonders praktisch: »Arabesque« und ARTDECO bieten nachfüllbare Beauty-Boxen für Lidschatten und Blusher. Sie können also Ihre Lieblingsfarben ganz individuell zusammenstellen. Verbrauchte Farben können jederzeit ersetzt und neue Trendfarben ergänzt werden. Dieses Konzept ist preiswert und umweltfreundlich, denn Sie behalten Ihre Beauty-Box über lange Zeit.

Weitere Informationen von:
ART PROFESSIONAL cosmetic GmbH
Ohmstraße 12
85757 Karlsfeld
Tel. 0 81 31/3 90 02
Fax 0 81 31/39 02 10

ARTDECO
THE MAKE UP TRENDSETTER

Arabesque
MAKE UP-COLLECTION

Typgerechte Haarfarben

Von der Firma GOLDWELL stammen die Haartips auf Seite 58. »Niemand fügt Farben natürlicher zusammen als die Natur«, so lautet das Motto von »Colors in Harmony«. Das Farb-Harmonie-System von GOLDWELL unterscheidet auf der Grundlage der Jahreszeitentypen vier Farbbereiche.

Schönes Haar ist immer ein Pluspunkt: glänzend, gepflegt und eventuell typgerecht koloriert.

Mit dem Frühlingstyp harmonieren helle, warme Haarfarben (light warm), dem Sommer sind helle, kühle Nuancen zugeordnet (light cool). Für den Herbsttyp wurden dunkle, warme Töne entwickelt (dark warm), der Winter kann unter den dunklen, kühlen Farbangeboten wählen (dark cool).

Friseure, die mit GOLDWELL-Produkten arbeiten, bieten Ihnen eine anschauliche Beratungsmappe. Im Handumdrehen werden Ihnen typgerechte Farbvorschläge geboten: An Haarmustern können Sie vorab beurteilen, wie die verschiedenen Kolorationen auf Ihrem Naturton ausfallen. Nachdem Sie Ihre Traumfarbe gefunden haben, wählt Ihr Friseur die entsprechende Färbung oder Tönung.

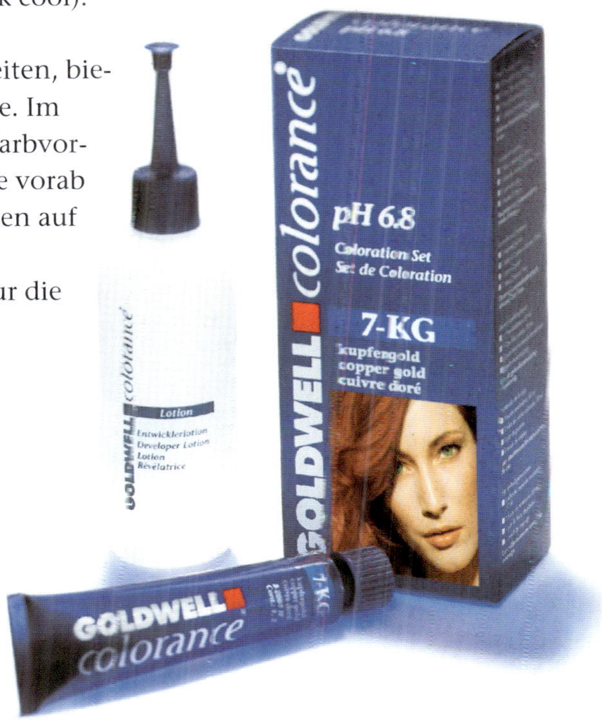

Weitere Informationen:
GOLDWELL GmbH
Zerninstraße 10–18
64297 Darmstadt

GOLDWELL

Außergewöhnliche Brillen

Nicht nur das Design zählt bei einer Brille. Tragekomfort, Technik und Verarbeitung sind ebenso wichtig.

Brillen von TATTO-O auf Seite 59. Die Bühler Firma zeigt Mut zur vielfältigen Kollektion: Neben frechen und progressiven Modellen umfasst das Sortiment auch feminine, verspielte Formen. Tragekomfort, sorgfältige Verarbeitung und fortschrittliche Brillentechnik zählen ebenfalls zur Firmenphilosophie. So entwickelte das Unternehmen ein flexibles System für dauerhaft fest sitzende Bügel und Brillen, deren Steg dem Kunden individuell angepasst werden kann.

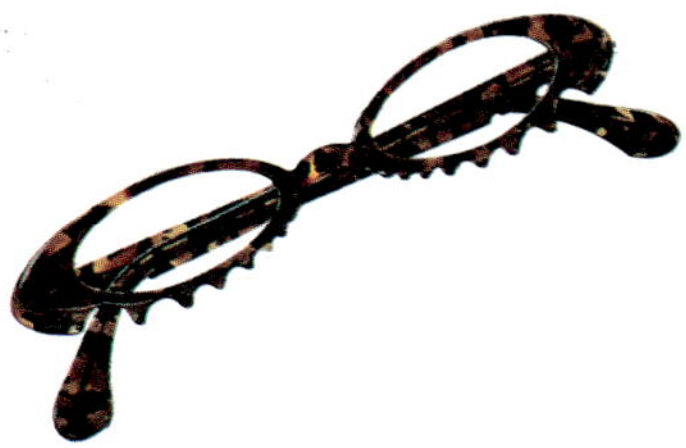

Bezugsquellen über:
TATTO-O PM Frost GmbH
Benderstraße 29 a
77815 Bühl/Baden-Baden

Tel. 0 72 23/90 22 55 Fax 0 72 23/90 22 77
Internet http://www.tatto-o.de
E-Mail Info@tatto-o.de

Individueller Schmuck

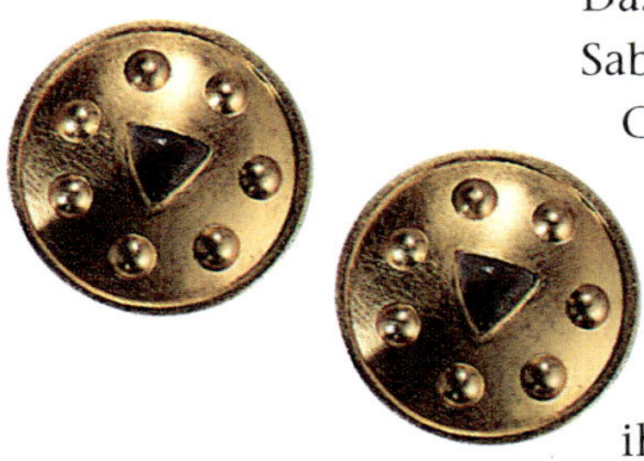

Das Schmuckstück auf Seite 59 stammt aus dem Atelier von Sabine Mittermayer. Nach ihrem Studium am Nova Scotia College of Art and Design in Kanada eröffnete die Schmuckdesignerin 1989 ihr eigenes Atelier. Ihre Ringe, Ohrschmuck und Colliers erinnern an vergangene Kulturen – und sind doch fest verankert im Design der Moderne. Am liebsten entwickelt Sabine Mittermayer zusammen mit ihren Kunden individuelle Stücke. »Mein Schmuck soll das Lebensgefühl des Trägers einfangen – also einzigartig sein wie die Person, die ihn trägt«, sagt die Künstlerin über ihre Arbeit.

Auch bei Schmuck gilt: Weniger ist mehr! Exklusivität und Individualität sind das Motto.

Schmuck-Design
Sabine Mittermayer-Hering
Bad-Trißl-Straße 11

83080 Oberaudorf
Tel. 0 80 33/22 27

Die Autoren

Eva-Maria Kuß absolvierte nach ihrem Lehramtsstudium in Kiel und München Seminare bei bildenden Künstlern, u.a. Professor Emmy Mihson/Wien, Rainer Kaiser, Arno Hildebrandt, Marianne Heller-Seitz/Augsburg. Seit 1993 – nach ihrem Studium der akademischen Malerei und Zeichnung bei der Russischen Kunstschule Augsburg – arbeitet sie als Malerin, Autorin, Lektorin und Journalistin. 1996 erfolgte ihre Ausbildung zur Farb- und Stilberaterin bei COLCO, Aschheim.

Beratungen, Vorträge und Workshops: Eva-Maria Kuß, Römerstraße 27, 86507 Oberottmarshausen, Tel. 08231/86191, Fax 08231/88932

Shelley Sedlmaier studierte Psychologie an der Universität in Colorado, USA, und in München.

Peter Sedlmaier studierte Jura in München. *Shelley* und *Peter Sedlmaier* studierten beide in den USA Farb-, Typ- und Imageconsulting und leiten seit 1984 das Ausbildungsinstitut COLCO-Seminare für Farb- und Stilberatung in Aschheim b. München.

COLCO ist Fördermitglied im Verband der Imageberater Deutschlands e.V. COLCO bietet u.a.: Einzel- und Firmenberatungen, Profiausbildung zur Farb- und Stilberaterin und Vermittlung von Farbberateradressen (auch über das Internet: www.farbberatung.com).

Ausführliche Informationen erhalten Sie bei:
COLCO-Seminare und Vertrieb, Ismaninger Straße 4, 85609 Aschheim b. München, Tel. 089/9038591, Fax 089/9045590; E-Mail: colco@farbberatung.com

Von den gleichen Autoren sind erschienen: »Der Sommer«, »Der Winter«, »Der Frühling«.

Hinweis

Das vorliegende Buch ist sorgfältig erarbeitet worden. Dennoch erfolgen alle Angaben ohne Gewähr. Weder die Autoren noch der Verlag können für eventuelle Nachteile oder Schäden, die aus den im Buch gemachten Hinweisen resultieren, eine Haftung übernehmen.

Impressum

2. Auflage

Redaktion:
Birgit Rupprecht-Stroell

Redaktionsleitung:
Nina Andres

Bildredaktion:
Sabine Kestler

Bildnachweis:
Alle Fotos stammen vom Südwest Verlag außer 4: Tony Stone/Jerry Alexander; 52, 55, 60: ART DECO/ART PROFESSIONAL; 61: GOLDWELL; 59 o.: Hecker, Bernhard; 59 u., 62: Mittermayer-Hering, Sabine

Illustrationen:
Heidemarie Vignati

Umschlag und Innenlayout:
Manuela Hutschenreiter

DTP-Produktion:
Der Buch*macher*
Arthur Lenner, München

Produktion:
Manfred Metzger

Printed in Slovenia
Gedruckt auf chlor- und säurearmem Papier
ISBN 3-517-07657-0

Register

Abendgarderobe 35
Abdeckstift 53, 56
Accessoires 15, 17, 24, 30, 32, 34, 35, 38, 44, 50, 59
Achat 59
Alltagskleidung 47
Amber 59
Apricot 37
Aquamarin 16
»Arabesque« 55
Arbeiten zu Hause 46
»Artdeco« 55, 60
ART PROFESSIONAL 60
Aubergine 18, 19, 37
Augen 9
Ausschnittformen 49, 50, 51
Autorität 15
Äußerer Eindruck 6
Bausteine für optimale Garderobe 47
Beige 17, 18, 31, 34, 52, 59
Beigetöne 53
Bernstein 59
Berufskleidung 46
Berufstätigkeit 45
Blau 19
Blautöne 11, 16, 19
Blond 39
Brauenstift 53, 56
Braun 17, 18, 31, 34, 53, 59
Braunrot 54
Brille 30, 32, 34, 35, 38, 49, 50, 51, 59, 62
Bronze 34, 53
Bronzetöne 18, 59
Cognac 38
COLCO 20
Color-Blocking 38
Edelsteine 59
Einkaufsquellen 14
Ekrü 17
Elfenbein 17, 34, 37
Erscheinungsbild 7, 8
Farben 14, 16, 31, 33, 37, 38
Farben, neutrale 15
Farben, psychologische Wirkung 14
Farbenpass 10, 11, 20, 21
Farbliche Unterteilungen 42
Färbung 58
Fehlkäufe 10, 12
Festliche Anlässe 33
Figur 40
Firmenimage 46
Fragebogen 23
Frisur 30, 32, 34, 37, 38, 39, 49, 50, 51, 58
Garderobe 28, 31, 33, 35, 37, 40, 43
Gelb 17, 31, 33, 38
Geschäftsleben 15
Geschmack 22
Gesicht, dreieckiges 50
Gesicht, eckiges 49
Gesicht, Mischformen 51
Gesicht, ovales 48
Gesicht, rundes 48
Gesicht, trapezförmiges 51
Gesichtsformen 48
Gold 18, 53, 59
Goldgelb 17
GOLDWELL 61
GOLDWELL-Haartip 58
Grau 19
Grün 19, 31, 33, 34, 37, 53, 59
Grundcharakter 30, 31, 33, 35, 38
Grundierung 52, 56
Haarfarbe 9, 61
Haartönungen 57
Handtasche 26, 27
Herbstfrau 8, 11, 14, 18
Herbstfarben 8, 10, 19
Image 14
Jade 59
Jaspis 59
Kajalstift 53, 56
Karamell 34
Karneol 59
Ketten 49, 50, 51
Kleiderschrank 43
Kleidervorschriften 46
Kleidung für besondere Anlässe 46
Kleidung für jeden Tag 46, 47
Kompetenz 15
Kontrast 15
Konturenstift 54
Koralle 59
Kragen 51
Kupfer 18, 53, 59
Kupfertöne 18
Lidschatten 53, 56, 60
Lieblingsfarben 16
Lila 18
Linien, diagonale 41, 48
Linien, senkrechte 48
Linien, vertikale 41
Linien, waagerechte 48
Linienführung 44
Linienführung, horizontal 40
Lippenstift 54, 56
Make-up 30, 33, 37, 38, 39, 49, 50, 51, 52, 57
Mahagoni 38
Messingtöne 18, 38, 53, 59
Modefarben 13
Muster 12, 30, 32, 34, 35, 38, 42
Nagellack 54
Naturweiß 37
Neutralfarben 15, 17, 34
Olivgrün 34
Orange 17, 18, 31,33, 38, 54
Parfüm 15, 23
Passform 15
Pastellfarben 11
Peridot 59
Perlen 59
Persönlichkeit 22, 23
Petrol 9, 11, 16, 19, 33, 37, 38, 53, 59
Pfirsichrosa 59
Platin 59
Puder 53, 56
Pudern 57
Romantisch 18
Rosa 54
Rosé 18, 33, 37, 38, 54
Rouge 56
Rot 18, 32, 33, 37, 38, 39, 54
Rottöne 11, 18, 37
Schals 49, 50
Schmuck 30, 32, 34, 35, 38, 39, 49, 50, 51, 52, 59, 62
Schwachpunkte 33, 34, 37, 38
Schwarz 19, 54
Serviceteil 60ff.
Silber 59
Stil 22, 23, 24
Stilrichtung 22, 23, 28
Stoff 11, 12, 30, 32, 33, 35, 38, 42
Strähnchen 38, 39
Tageslicht 11, 57
Tages-Make-up 55
TATTO-O 62
TATTO-O-Brille 59
Teint 8 ,52
Terrakotta 31, 54
Ton-in-Ton 34, 37, 41, 53
Topas 59
Tücher 49, 50, 51
Türkis 8, 11, 16, 19, 38, 53
Tuschen 56
Typ, burschikoser 37
Typ, dramatisch-extravaganter 31
Typ, klassischer 33
Typ, natürlich-sportlicher 28
Typ, romantischer 35
Typ, sexy 39
Uni 37, 41
Wangenrouge 54, 56
Weiß 17, 37, 59
Wimpern 56
Wimperntusche 54